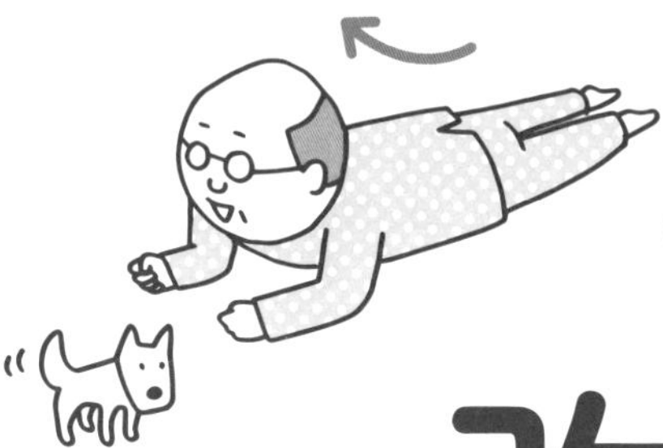

只要躺1分鐘！

靠自己改善椎管狹窄症

白井天道
西住之江整復院院長

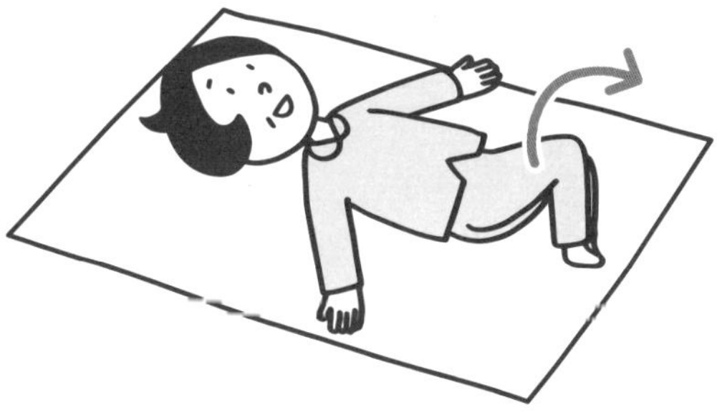

前言

各位讀者好！我是大阪西住之江整復院的院長，白井天道。

西住之江整復院是家父在一九八六年（昭和61年）所設立的。並由我在二〇一〇年（平成22年）繼承家業，每天以院長身分面對多位患者的「疼痛」，致力於舒緩他們的症狀。

高中時，我曾在柔道部的練習過程中閃到腰，甚至併發坐骨神經痛（從屁股到大腿後側都會痛的病症）。疼痛使我無法專心上課，也無法隨心所欲地做自己想做的事。

好想解決疼痛問題，盡情活動身體……

我如此深深祈禱。

我之所以會選擇這份工作，就是希望能幫助跟我有同樣痛苦經歷的人緩解症狀，讓他們舒適地度過每一天。

疼痛的原因在於「腰椎扭轉變形」！

在我不斷摸索造成疼痛的原因，並以整復術盡可能幫助患者舒緩疼痛時，才突然發現我的整復院變成當地唯一專門治療椎管狹窄症和腰椎滑脫症的院所。（會在14頁和20頁各自說明椎管狹窄症和腰椎滑脫症）

現在的我，每年都會為約1萬位患者進行指壓推拿。

每位患者都向我傾訴，由於腰跟腳感到疼痛或痠麻，光是站立就很痛苦，無法行走太久、做不了家事，甚至覺得外出是種折磨，不管做什麼都擔心會痛，連心情都跟著受到影響。

我的整復術是**查明造成疼痛或痠麻的根本原因之後，再逐漸改善症狀的方法**。絕對不是針對症狀來暫時減輕不適的對症療法。

我認為**引發椎管狹窄症或腰椎滑脫症的原因，絕大部分都是「腰椎扭轉變形」**。

「腰椎扭轉變形」正如字面上的意思，腰椎處於彎曲或扭轉變形的狀態。關於這個狀態，會從25頁起藉由圖片簡單說明。因此，若能將可能是病因的「扭轉」矯正回來的話，疼痛或痠麻就會逐漸消失。

但究竟要如何矯正呢？

只要每天進行我所設計的白井式伸展操，症狀就會漸漸好轉。

說到這裡，應該有人會開始擔心「伸展操這種東西不就要彎腰拉筋的，做起來會很痛吧？」，或是抱怨「身體太硬了做不來」、「最討厭運動了！」。

不過請放心。完全不用擔心！

就如同本書書名一樣，**這是「躺著做1分鐘！」就有效的簡易保健操**。

說不定會有人懷疑「多年來的疼痛不可能靠這種簡單的伸展操就好轉！」

到本院整復的患者，大多數都是藉由每天進行白井式伸展操順利跟疼痛道別。

此外，為了讓更多人學會這套伸展操，我在二〇一三年將教學影片上傳到影音平台「YouTube」，至今播放次數已經突破了300萬次。

我猜想播放次數之所以這麼多，正是因為伸展操既簡單又有成效。

也確實有許多人藉由白井式伸展操擺脫疼痛問題。

椎管狹窄症是推估有580萬人罹患的常見疾病

一般而言，椎管狹窄症是種漸漸出現症狀的疾病。突然感覺到一陣刺痛後，馬上到骨科就醫，診斷出罹患椎管狹窄症的病例極為罕見。

有此一說，日本椎管狹窄症的罹患人口推估為580萬人。這些患者也不是所有人都出現嚴重到足以影響日常生活的疼痛或痠麻症狀。

可是如果因為症狀輕微就置之不理，也可能會惡化到寸步難行的程度。為此，在淪為這種狀態前得要好好**預防**。

椎管狹窄症不是特殊疾病，每個人都有可能罹患。在為疼痛或痠麻苦惱前，先進行矯正扭曲的伸展操是非常有效的預防方法。

每天只要1分鐘就好，請跟著本書的圖示，持之以恆地進行。有許多患者都藉由白井式伸展操順利擺脫令人難受的症狀，秉持著**「疼痛會好轉！」**的心境，來活動身體吧。我也會透過本書，全力協助各位！

即使現在因症狀痛苦不已、生活充滿憂鬱，也請相信找回笑容的那天一定會來臨的。

登場人物紹介

白井天道（天道醫師）

西住之江整復院的院長。患者都稱他為天道醫師。在本書中，天道醫師將與患有椎管狹窄症者的腰野小姐以及伊丹先生，一同簡單地解說椎管狹窄症與保健伸展操。

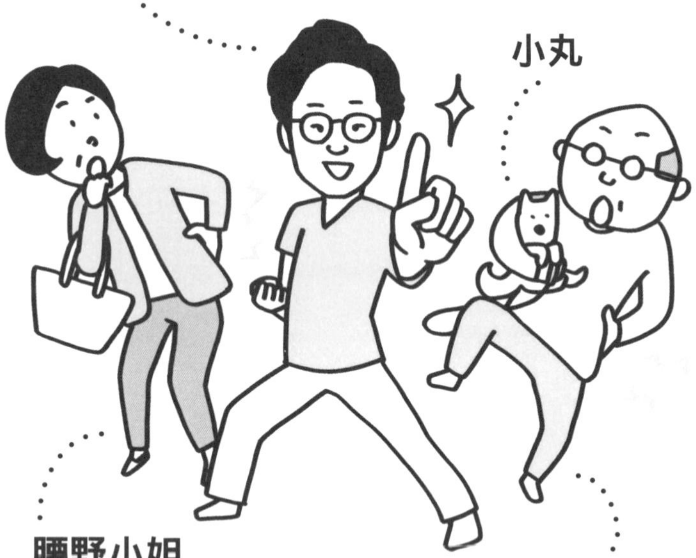

腰野小姐

50 多歲的腰野小姐和老公、出社會的女兒以及大學生的兒子一家四口住在一起。在離家不遠的公司擔任會計。

伊丹先生

70 幾歲的伊丹先生是個退休人員，在小學擔任上下學的交通導護志工。孩子都已離開家中獨立，跟妻子過著兩人生活。

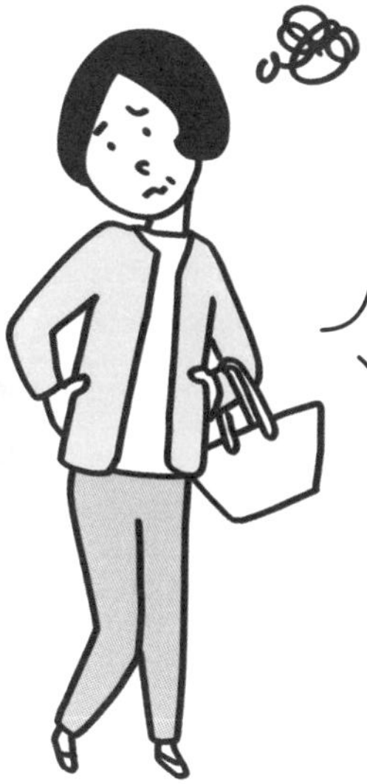

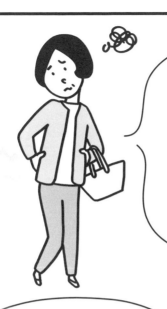

一整天盯著電腦輸入資料。原本肩頸痠痛的問題就已經很嚴重了，一年前開始連腰都開始痛了。目前還沒去醫院看病。因為不想辭職，只要能稍微緩解疼痛的話就太好了。

租了附近的市民農園來種菜。**從60幾歲時開始腰痛，到醫院看病後被診斷出患有椎管狹窄症。大約走100公尺後，就會開始感到腰痛**，為此遛狗時總是走走停停。得想辦法治好腰痛才能帶老婆去旅行。

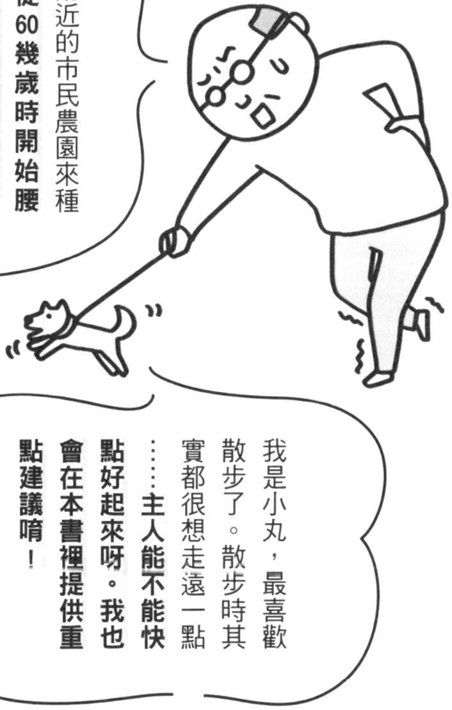

我是小丸，最喜歡散步了。散步時其實都很想走遠一點……**主人能不能快點好起來呀。我也會在本書裡提供重點建議唷！**

目錄

序章

第1章

只需早晚在床上伸展！擊退疼痛的伸展操

第2章

預防腰椎扭轉變形！輕鬆伸展操＆肌力訓練

第3章

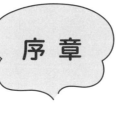

序章

疼痛的原因在於腰椎「扭轉」變形

「椎管狹窄症」源自於變窄的椎管

「椎管狹窄症」源自於變窄的椎管。

話說回來，椎管狹窄症究竟是什麼樣的疾病呢？

脊椎又稱脊柱，是支撐人類身體的骨骼。不過它並非一根筆直又長的骨頭，是由很多塊骨頭像積木一樣堆疊組合而成。這些骨頭稱為椎骨，在椎骨跟椎骨之間又有著具彈性的軟骨組織「椎間盤」。椎間盤就像塊緩衝墊，主要作用是緩和衝擊。

人類脊椎由24塊椎骨組成，其中分成7節頸椎、12節胸椎以及5節腰椎。脊椎呈現平緩的曲線，藉此緩解體重帶來的負擔以及來自外界的衝擊。就如同下一頁的圖示所述，椎骨是由椎體、棘突、椎孔等構造所組成。當觸碰後背時會感覺到一個個凸起物吧？那就是棘突。

椎孔則是椎骨內部中空的洞，當椎骨堆疊起來時，椎孔也會相互交疊，組合出像是隧道般的空洞，而這個空洞就是「椎管」。與大腦相連的脊髓就位於第1跟第2腰椎為止的椎管

脊椎（脊柱）與腰椎

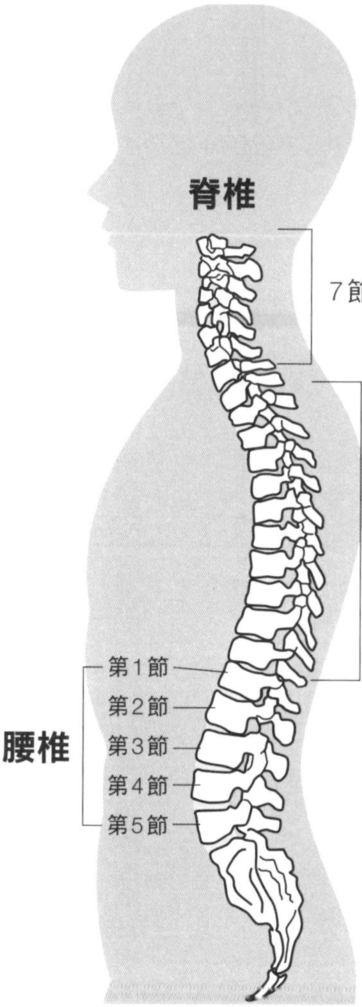
脊椎
7節頸椎
12節胸椎
腰椎
第1節
第2節
第3節
第4節
第5節

腰椎剖面圖

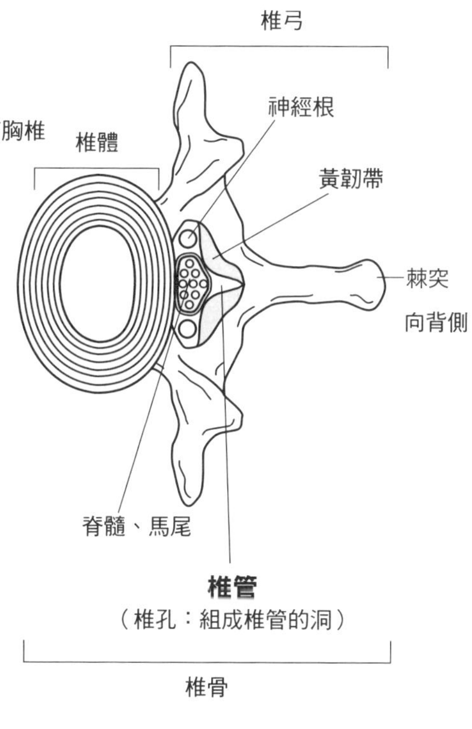
椎弓
神經根
椎體
黃韌帶
棘突
向背側
脊髓、馬尾
椎管
（椎孔：組成椎管的洞）
椎骨

中，從第2腰椎以下的椎管內則有馬尾、神經根等重要神經。

椎管狹窄症就是這條椎管的管腔變窄後，壓迫到裡面的神經，最終引發各種症狀的疾病。

代表性的症狀有腰痛、腳部痠麻、走路感到疼痛

「間歇性跛行」是椎管狹窄症最具代表性的症狀之一。

間歇性跛行是指走沒幾步路，腳就開始感到痠麻、難以步行，但只要稍坐一下或向前彎個腰，暫時休息後又能自然行走的症狀。

椎管狹窄症會因為腰部向後伸展使椎管腔變窄，接著壓迫到神經進而感到不適，不過若是向前彎腰的話，椎管會因此變寬，使不適症狀得以舒緩。所以就算伸直腰行走時只能走一小段路，但改成騎腳踏車或是彎腰推車走的話就能緩解症狀，讓身體舒暢一些。

當椎管狹窄症的病況越來越嚴重時，腳會開始因為麻痺無法施力、痠麻變得更加劇烈，或是出現腳部發冷等感覺異常、排尿障礙等症狀。

椎管狹窄症是椎間盤突出、黃韌帶肥厚、腰椎滑脫等症狀的最終階段

先前說明過椎管狹窄症是因為椎管變窄後，管內神經受到壓迫才會出現各種症狀。那麼，我們的椎管又是為什麼會變窄呢？

大部分人的脊椎會隨著年齡增長逐漸變形，而脊椎內的椎管也會變得越來越窄。尤其腰椎部分的椎管是最容易變窄的，我們稱這種狀況為「腰部椎管狹窄症」。因此，若是提到椎管狹窄症，一般都是指腰部椎管狹窄症，本書裡也是直接用「椎管狹窄症」來表示。

使老化變窄的椎管變得更狹窄，甚至壓迫到管腔內神經的原因包含椎間盤退化、黃韌帶肥厚及腰椎滑脫症。

這些原因可說是最終引發椎管狹窄症相關痛苦症狀的元兇。

那麼，接下來就簡單解釋這3種病因。

①椎間盤退化引起「椎間盤突出」

椎間盤是由膠狀的髓核以及包圍髓核的纖維環所構成，並透過髓核來吸收衝擊。可是，髓核中的水分會跟著年齡增長逐漸流失，日漸硬化。此時，若因為突然搬重物或是長時間重度勞動等持續對腰部施壓，髓核會無法吸收所有壓力與衝擊，椎間盤可能會因此被擠出。這種情形就是所謂的椎間盤突出。況且**椎間盤如果往後方突出的話，會壓迫到椎管內的神經，引發疼痛或痠麻等症狀**。

②黃韌帶肥厚

黃韌帶是在椎骨上連接各個椎弓，連接成脊椎的纖維組織。當脊椎伸展或彎曲時，這塊韌帶也會跟著伸縮，使脊椎順利完成動作。**這塊韌帶如果開始肥大增厚，會從後側壓迫椎管腔**進而形成狹窄症。

目前尚未找出黃韌帶肥厚的真正原因，不過可能的成因如下：

椎管狹窄症的主要發生原因

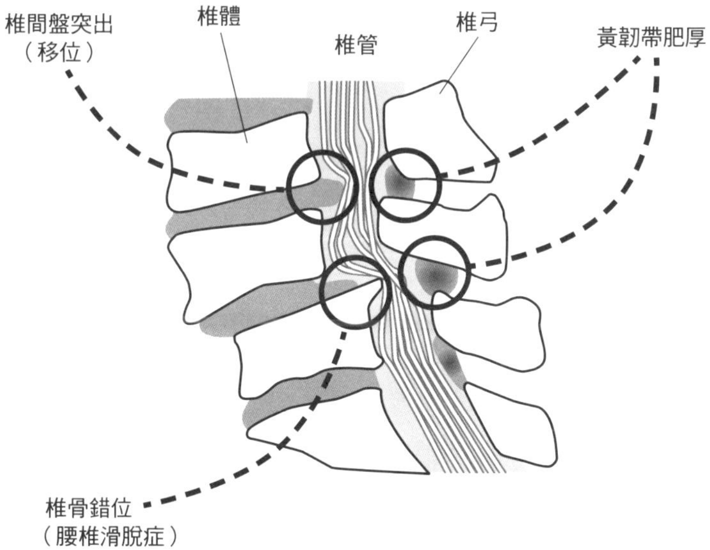
椎間盤突出
（移位）
椎體
椎管
椎弓
黃韌帶肥厚
椎骨錯位
（腰椎滑脫症）

ONE POINT！

移位（Hernia）原於拉丁語，意指「從原位偏離」。在第1章中將會針對椎管狹窄症的發生原因來介紹3種伸展操。

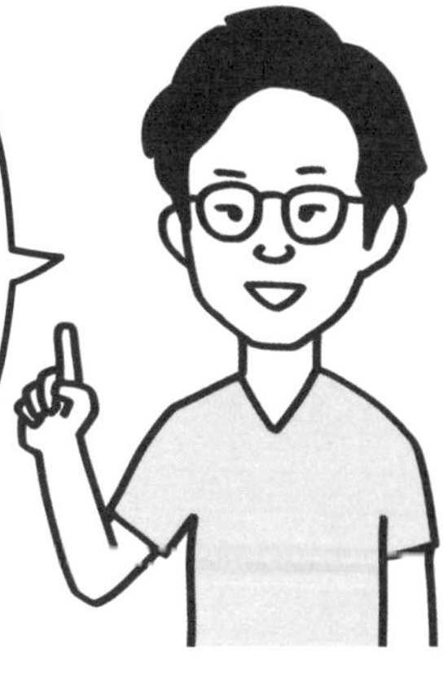

①後背受年齡增長等影響長時間維持彎曲狀態，隨著脊椎拉長的黃韌帶也處於隨時繃緊的狀態中。為了避免斷裂，韌帶即開始增厚纖維組織加以補強。

②椎間盤老化後變得難以吸收衝擊，因此韌帶為了加強整復脊椎骨連結而增厚。

無論成因為何，變厚的黃韌帶都會引發狹窄症。

③椎椎骨前後錯位的「腰椎滑脫症」

腰椎滑脫症是腰椎前後錯位的疾病。好發於中高齡女性，尤其常發生在第4腰椎上。

雖然成因未明，不過可能與黃韌帶或椎間盤退化有關。

推測是因為黃韌帶或椎間盤無法再負荷腰部上積年累月的壓力，才發生椎骨錯位。

前後錯位的椎骨擠迫到椎管，壓迫到管腔內的神經。

目前為止都在說明骨科等醫療單位平時解釋椎管狹窄症的症狀與成因內容。

「**椎管狹窄症分成椎間盤型、黃韌帶型、腰椎滑脫症型等3種類型**」請將這句話記在腦中。

之後介紹的伸展操會依照類型順序施行。

說到這裡，關於椎管狹窄的形成原因，是我從自身經驗以及施行整復術經驗中推導出自己的答案。

這個答案就是「前言」裡也提到過的內容，椎管狹窄症的疼痛與痠麻原因來自於「腰椎扭轉變形」。

接下來，會針對腰椎扭轉變形詳細說明。

高中二年級練習柔道時為什麼會閃到腰

從這節開始，來談談我透過自身體驗和實施整復術後，所找到的疼痛與痠麻原因——「腰椎扭轉變形」。

高中時期，我把所有熱情都投入在柔道上。更在高二時擔任柔道社的隊長，日以繼夜地練習。

在柔道訓練中，會以「前迴轉護身倒法」的練習代替暖身運動，並且反覆進行好幾次。此護身倒法是指，要把頭放到胯下，邊迴轉邊防護的姿勢。

那天的我也跟平常一樣，簡單地進行護身倒法做為暖身。然而，當我感覺到骨頭似乎發出「喀！」一聲的同時，伴隨而來的是一陣劇烈疼痛。

出乎意料——我閃到腰了。曾經閃到過腰的人應該能明白我的感受，那股劇痛讓我動彈不得。

想不到我一個高中生竟然會閃到腰！

到底為什麼？明明筋骨還很柔軟，也有肌肉啊！

不是只有上了年紀的人才會閃到腰嗎？

從屁股痠麻到腳，為此所苦的高中時期

現在的我已經了解高中時閃到腰的原因，但對當時的我而言，只感到訝異。

隨著時間流逝，閃到腰所導致的腰痛症狀逐漸好轉，但從左邊屁股到腳一整片都還是覺得痠麻。這是坐骨神經痛的症狀。後來，去看骨科之後確定骨頭沒有任何異狀。

還好父親開了間整復院。為了防止症狀惡化，父親幫我用整復術調理，再加上貼紮防護跟佩戴護腰，我才得以重返練習場，但仍舊無法盡全力訓練。此外，柔道課時只要一直坐著不動，我就會開始從腰痛到腳，非常難受。

因此，升上高三後我便退出柔道部，並在高中畢業後進入醫療專科職業學校，順利考取針灸師資格，便在大阪的針灸整骨院，邊工作邊學習指壓。並在二〇一〇年接下父親經營

的整復院。

針灸無法改善坐骨神經痛發作時的痛楚

當我開始在整骨院工作時，坐骨神經痛症狀還是沒有消失。用針灸來治療，也只有當下好轉，過不久又恢復原貌。

我開始思考是不是沒辦法光靠針灸移除病因、改善症狀或根治坐骨神經痛。

除了針灸以外，我也試過整復術、脊骨神經醫學治療以及指壓等療法，但還是無法從根本徹底改善疼痛。

因此，我開始跟父親一起學習研究各種整復術及相關知識，最後探究出「造成疼痛跟痠麻的原因」。

在這個過程中，我想為跟自己抱有相同疼痛或痠麻問題的患者，盡一份心力的想法越來越強。所以在面對主訴疼痛或痠麻問題的患者時，我會盡可能嘗試多種方式來緩解症狀，減輕他們的痛苦。

閃到腰的原因是腰椎扭轉變形跟僵硬的肌肉

我每天都會幫那些在其他醫療院所或整復院求醫，卻不見好轉的患者調理筋骨。回過神來我才意識到，罹患腰椎滑脫症或椎管狹窄症的患者比例增加了。

時至今日，我在替患者實施整復術前都會先進行詳細檢查。詳細檢查的項目包括關節活動度、觸診以及生活習慣等等。沒想到卻從這些項目中發現腰椎滑脫症與椎管狹窄症患者之間的共通點。

共通點在於腰椎的變化。

請看下頁照片。看得出來原本應該筆直整齊排列的腰椎側彎了。

再加上觸診之後，我了解到腰椎不只是單純的彎曲。

「這不是側彎，這是扭轉變形吧？」

當我推測出這個結論後，我徹底理解為什麼自己的坐骨神經痛跟患者的症狀，光靠針灸無

何謂腰椎向右扭轉或向左扭轉？

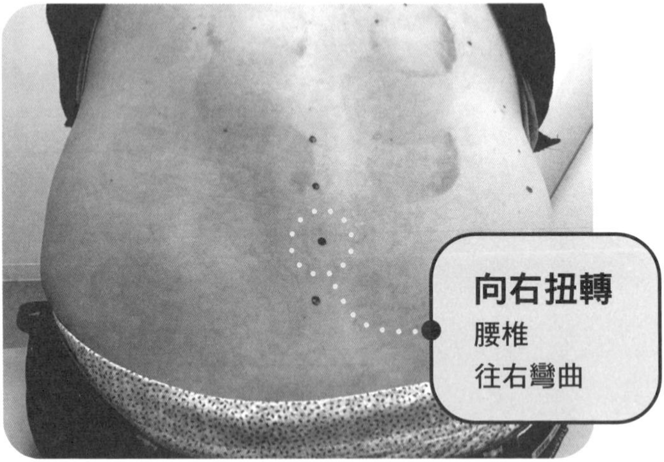
向右扭轉
腰椎
往右彎曲

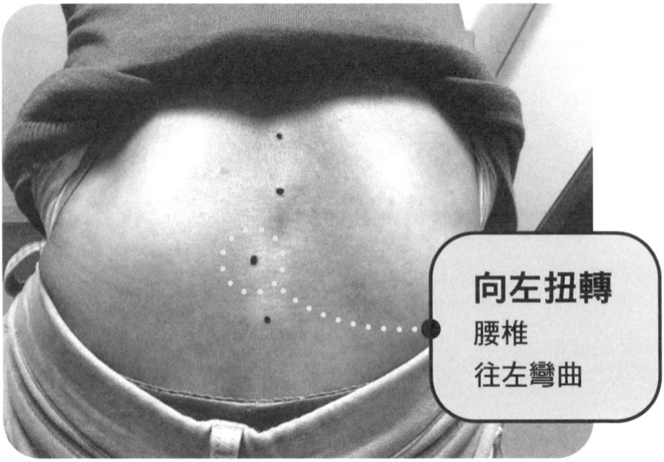
向左扭轉
腰椎
往左彎曲

法改善。

以我的情況來說，還在柔道部時，練習技巧的過程中，身體總是往同個方向轉動──這就是我第4腰椎扭轉變形的原因。

腰椎的扭轉變形會拉扯肌肉，使腰部肌肉僵硬。我會閃到腰也是因為腰椎扭轉變形後肌肉僵硬，對僵硬的肌肉大力施壓的瞬間發病的。接著，**扭轉變形的腰椎擠壓到椎管，進而壓迫神經，連帶引發坐骨神經痛的症狀**。

一般人對閃到腰的印象或許都是容易在拿重物時發病。可是以我的自身經歷或是患者們的驗證來看，閃到腰是源自腰椎扭轉變形以及變形後造成的肌肉緊繃。

照X光片無法判別出些微扭轉的腰椎

觸診時會用雙手中指夾著脊椎，再順著脊椎由上往下滑。然後就會發現大約在腰椎一帶的脊椎往左或往右彎。透過這個檢查，患者也會藉由身體上的感覺，實際感受到脊椎側彎。

現在，我們再回頭看一次26頁的照片。有黑點的地方是腰椎的棘突。看得出來有點往左或往右彎吧。話雖如此，由於脊椎本身結構，即使椎骨前後錯位，骨頭也理應不會往左右滑動才對。

既然如此，為什麼腰椎會往左右錯位呢？

答案就是椎骨扭轉。雖然是扭轉，但扭轉角度不是40度或是30度，甚至連10度都不到，只是些微扭轉。

且這扭轉情形即使去照X光也照不出來。X光主要用於診斷椎骨之間的縫隙或是前後錯位的情況。然而，也因為無法照出扭轉的狀況，所以只要骨骼本身沒出現異常，大多都不會再追究下去。

去醫院檢查時明明毫無異常但就是會痛的人，絕大多數在觸診過後都發現腰椎扭轉變形了。而且，有時椎間盤也會跟著腰椎一起變形。

請想像一下夾著柔軟奶油餡的夾心餅乾。外層的硬餅乾是椎骨，柔軟奶油餡是椎間盤。如果我們轉動上下的餅乾，夾在中心的奶油餡就會跑出來。

這就是椎間盤突出的狀態。

腰椎扭轉是什麼？

向左扭轉

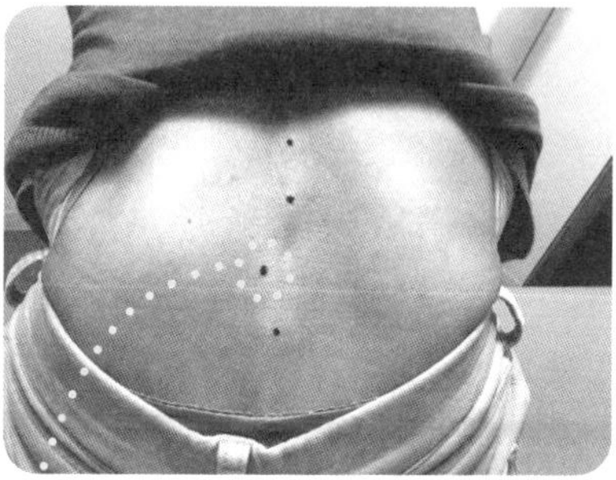

腰椎的棘突
稍微向**左**扭轉

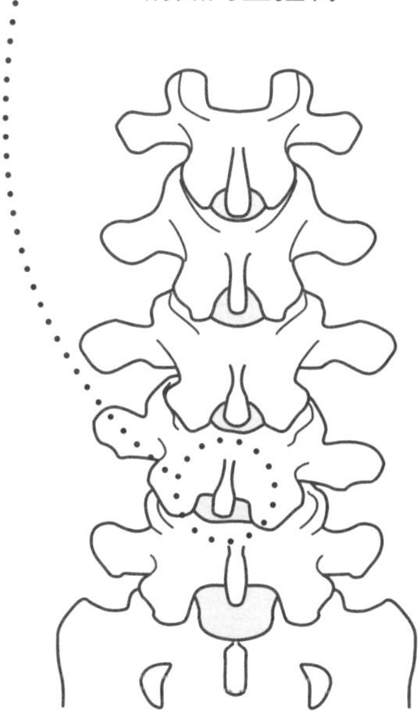

向右扭轉

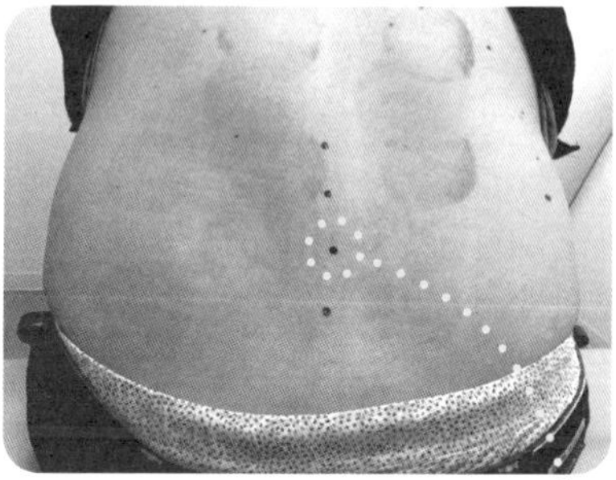

腰椎的棘突
稍微向**右**扭轉

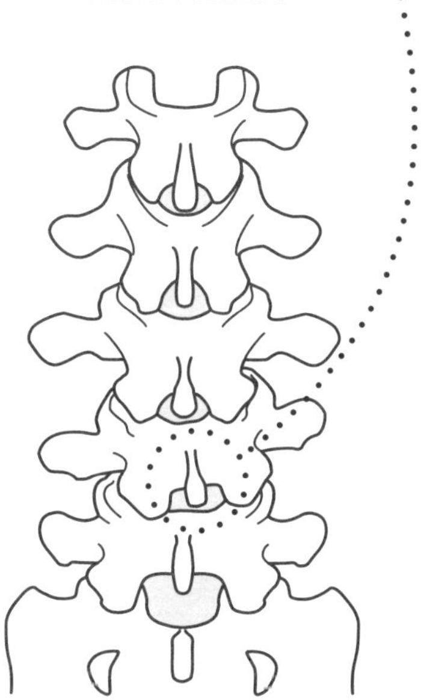

無論是腰椎還是椎間盤，只要疼痛的原因在於椎骨扭轉，把骨頭轉回原位應該**就能恢復健康**。

一直以來若進行骨盤矯正或是以指壓舒緩肌肉，有時就能減輕疼痛或痠麻。

雖然不是為了矯正扭轉這種明確目的而實施整復術調理身體，但若是將骨盤調整好或是舒緩緊拉著腰椎的肌肉使其放鬆，腰椎扭轉變形的問題也會有所改善。

要是解決腰椎扭轉變形的問題，就不會再壓迫到神經，疼痛或痠麻

椎間盤突出狀態

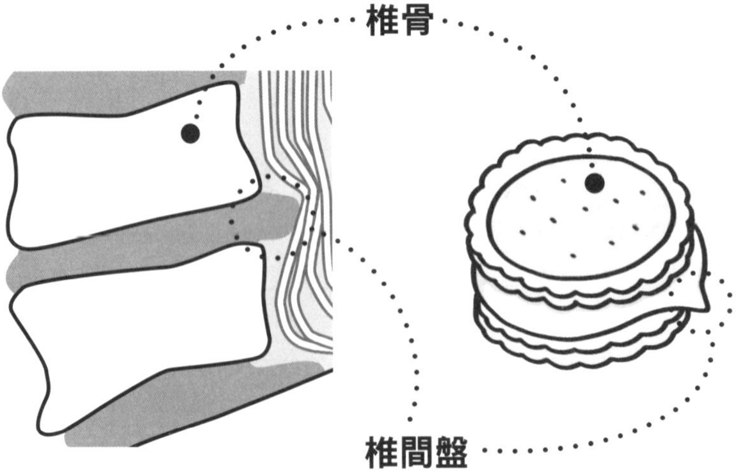

的症狀也會因此而改善。

在歷經多次以整復術調整骨骼後，即使只是觸診也能感受到患者的脊椎已拉直不再彎曲，症狀也逐漸好轉。

椎管狹窄症或腰椎滑脫症等病症的原因都是腰椎扭轉變形。只要將腰椎轉回原位，就能改善症狀——光是從確認此事，轉為深信不疑就花了5年。

另一方面，脊椎彎曲的患者中也有完全不會感到疼痛或痠麻的人。

脊椎往左右方向彎曲的病症稱為脊椎側彎，當脊椎往外側彎時，組成脊椎的每塊椎骨都會稍微扭轉變形。也就是他們會邊轉邊側彎。

若腰椎在這個過程中也跟著其他椎骨邊轉邊側彎的話，就不太會感到疼痛或痠麻。相反地，如果第4或第5腰椎骨特別（極端地）扭轉的話，就會容易感受到。

簡單來說，即使都是脊椎側彎的患者，只要腰椎是跟著整條脊椎的動向扭轉側彎的話，就不太會有痠痛感；反之，若有1塊椎骨特別（極端地）扭轉的話，則會容易有痠痛反應。而且從經驗上來看，這種情況最常發生在第4腰椎上。

無論如何，**如果不矯正腰椎扭轉變形的情況，恐怕會成為引起疼痛的原因**。因此，推薦各位施行矯正扭轉的伸展操。

脊椎側彎症的X光片

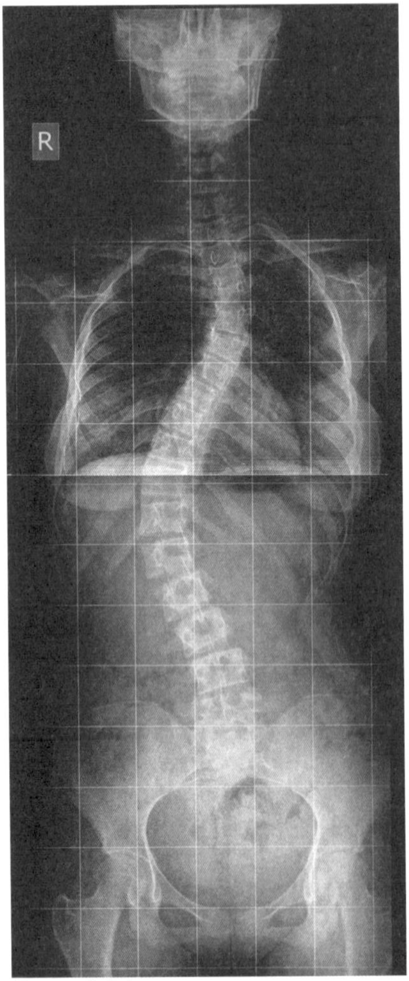

©oceandigital

充斥扭轉動作的日常生活引發疼痛

每天幫超過40名椎管狹窄症或腰椎滑脫症患者觸診後，我理解到第4腰椎最常發生扭轉變形，其次是第5腰椎。而且不同節腰椎的扭轉變形，會在不同部位上產生疼痛或痠麻。

第4與第5腰椎位於腰椎整復下方，當我們做出支撐體重、彎腰、轉身等動作時，壓力就容易集中在這2塊腰椎骨上。

當身體往前後左右傾倒，意外地不會對脊椎造成任何影響，可是**轉動身體對脊椎的影響卻非常大**，尤其會對椎間盤造成很大的負擔。這股壓力就是時常引起腰椎扭轉變形或椎間盤突出的原因。

聽到「扭腰轉身」，你是否聯想到像是打高爾夫球時全力揮桿的大動作，覺得日常生活不可能像這樣扭腰轉身呢？

這個想法是錯誤的。

高爾夫的揮桿並不是扭腰，而是運用肩胛骨、胸椎和股關節來轉動身體的動作。若非動作做得太不標準，基本上不會動到腰椎。站著扭動身體的情況亦然。

扭轉腰椎的動作絕大部分都發生在坐著的時候。

例如看電視的時候。你會端正地坐在電視前面看電視嗎？通常都是斜著或側著，用扭轉身體的動作在看電視吧。

（如果只是扭動脖子的話還好，問題在於上半身與下半身各自正對的方向不同）

日常生活中充斥著許多像是吃飯、坐在桌前工作等些微轉動身體的動作。長期維持這些動作，就會讓腰椎漸漸扭轉變形。

長時間坐著對腰來說也是種負擔。

假如生活中不是坐在椅子上，而是長時間坐在榻榻米上的話，你應該不會正坐，而是側坐在榻榻米上吧？

在冬天等情況下使用暖爐桌時，你是不是也側坐呢？這個姿勢不但會造成腰椎扭轉變形，對椎間盤來說也承受很大的壓力。

過去絕大多數時間都是坐在地板上生活的人，即使現在改成坐椅子，腰椎也可能早在過往

充斥扭轉動作的日常生活

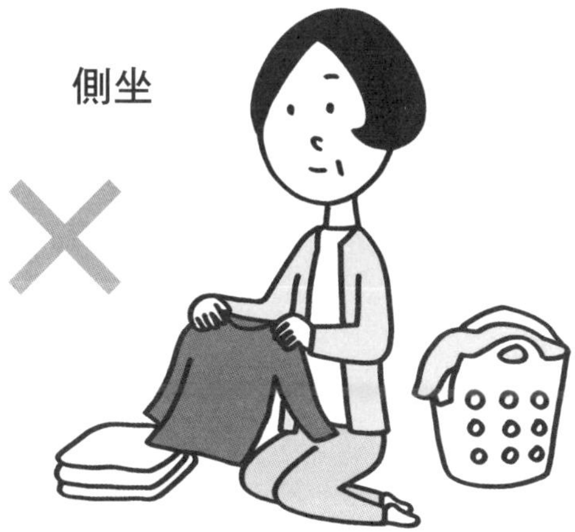

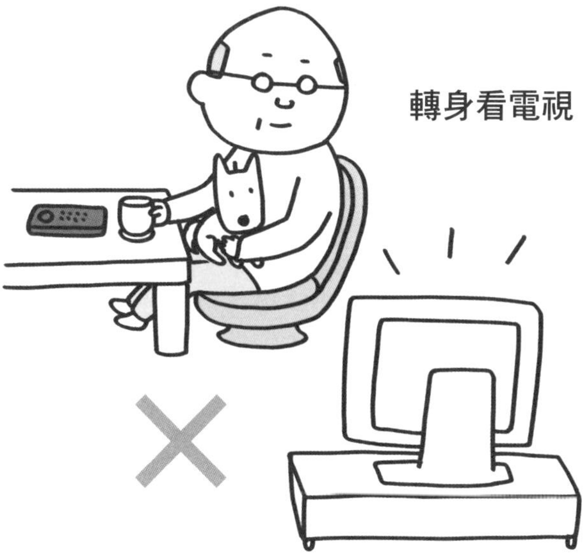

的生活中扭轉變形。

就算是坐在椅子上，把屁股往前坐並把背靠在椅背上的姿勢也會對椎間盤造成壓力。即便打算端正坐在椅子上，也可能會遇到坐在旋轉椅時，導致下半身稍微往左右扭轉，還得一直維持這個姿勢的情況。

扭轉腰椎的動作充斥在日常生活中。日常生活幾乎都在扭轉這說法並不誇張。

「駝背坐比較輕鬆〜」卻促使症狀惡化

明明坐著比較輕鬆，卻是造成腰椎扭轉變形的原因。尤其椎管狹窄症的人在駝背坐著時幾乎不會感到疼痛，甚至會覺得非常輕鬆。但這個輕鬆的姿勢會讓腰椎的扭轉更加嚴重，促使疼痛或痠麻程度加劇。

輕鬆的姿勢會使症狀更加惡化。

接著來稍微解說一下其中的理由吧。

站著扭腰轉身是扭動股關節的動作。

可是如果是坐著扭腰轉身的話——請試著做做看這個動作。

感覺如何呢？因為股關節處於固定狀態，我們扭動的不是腰，而是用胸椎來扭動身體。

接下來試著在駝背坐著的狀態下再做1次相同動作的話，應該會很難扭動身體。

坐著的時候動不了股關節，再加上駝背的話連胸椎都變得很難活動。

在這種狀態下扭動身體的話，所有的壓力都會集中在腰椎上。

有時腰部肌肉會拉住腰椎，讓腰椎維持扭轉狀態

腰椎上連有協助腰部轉回原位的扭轉肌與多裂肌。坐著扭動身體時會拉扯到這些肌肉。但由於股關節處於固定狀態，肌肉會改成拉動腰椎，結果扭轉到腰椎。若肌肉一直處於被拉扯的狀態下，受壓的肌肉會逐漸硬化，使腰椎在維持扭轉的狀態下無法動彈。

這樣一來，即使身體扭回正面，肌肉還是繼續拉扯著腰椎，無法讓腰椎恢復原狀。

這就是為什麼當我們習慣每天稍微扭身坐著看電視後，腰椎會逐漸開始扭轉變形的原因。

更遑論椎管狹窄症患者因為駝背坐姿很輕鬆，所以整天用這個姿勢坐著的情況。

剛剛提過站著扭腰的話，是用胸椎跟股關節來扭動身體，所以對腰椎的影響不大。

這句話並沒有錯，但前提是胸椎跟股關節都能柔軟動作。

扭腰動作

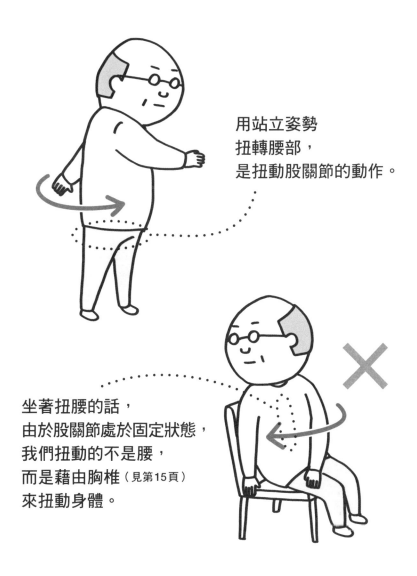

用站立姿勢
扭轉腰部，
是扭動股關節的動作。

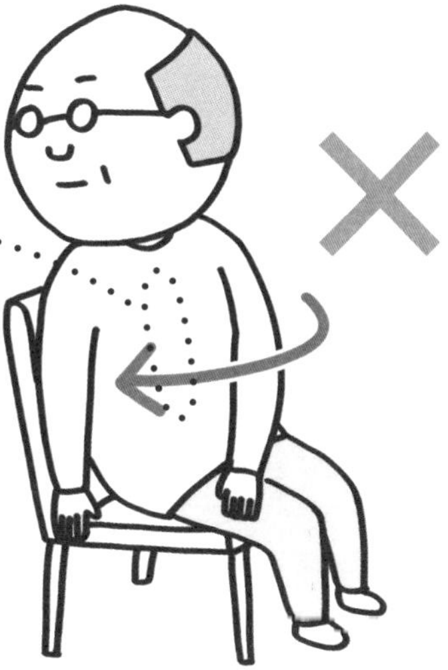

坐著扭腰的話，
由於股關節處於固定狀態，
我們扭動的不是腰，
而是藉由胸椎（見第15頁）
來扭動身體。

胸椎跟股關節如果變得僵硬，扭腰的時候兩者都會無法順利動作，最後還是變成腰椎在扭動。因此，重要的是利用伸展操來增加胸椎跟股關節的柔軟度。

目前為止，我透過自身的經驗來說明椎管狹窄症的疼痛或痠麻來自於腰椎扭轉變形。內容還跟得上嗎？不知道各位是不是都理解了呢？

從第1章開始，將介紹改善腰椎扭轉變形、舒緩症狀的伸展操！

第1章

只需早晚在床上伸展！擊退疼痛的伸展操

在開始伸展前！先診斷腰椎是向右還是向左扭轉 基本篇

先前說明過腰痛或痠麻的原因是腰椎扭轉變形，只要矯正扭轉就能舒緩令人難受的症狀。

而接下來要介紹的正是矯正扭轉的伸展操。

從這章開始會請患者代表腰野小姐跟伊丹先生來為我們示範伸展操動作。

在實際進行伸展操之前，有件事想先請各位檢查一下。檢查方法很簡單，操作方式如第46頁所介紹，不需要任何特殊工具，大家都做得來。

首先平躺下來，仰臥並伸直四肢。接著雙膝併攏彎立，試著把併攏的膝蓋往左右倒，看看往哪邊倒的時候腰比較痛。**當膝蓋往左倒時右腰會痛的話，腰椎就是往左彎；往右倒時左腰會痛的話，則是往右彎**。

這時候要特別留意**往左右倒時，同側腰會痛的情況**。例如，往左倒的時候左腰、左腳酸痛或往右倒的時候右腰、右腳酸痛。如果出現這種情況，意味著椎間盤可能已經突出且壓迫到神經了。

這時請停止施行伸展操，不然可能會讓發炎更嚴重，使病情惡化。

〔往兩旁倒都不會痛的時候改用「難倒」程度來判斷〕

然而有些人往左右倒都不會痛。

這時候請改成以哪邊比較難倒下去當作檢查標準（第48頁）。

此檢查方法也很簡單。先擺出跟左右扭轉檢查一樣的姿勢。

然後將膝蓋往左右倒，觀察膝蓋倒下的程度，**看看膝蓋能距離床墊多近**。

明明往左倒的時候感覺膝蓋快要碰到床墊上，可是往右倒的時候卻離床墊很遠。**如果往右倒較困難代表腰椎往右彎；相反地，往左倒較困難就是往左彎**。

做完上述檢查後，就能開始進行扭轉的伸展操。此伸展操的基本概念是**藉由讓膝蓋往扭轉的反方向倒，來矯正腰椎扭轉變形的狀態，使其回到原位**。簡單來說，**平時往扭轉反方向來轉動身體就能達到矯正的效果**。

我也針對各種不同病因，準備適用的伸展操當作進階版的伸展操。曾經在序章（第27頁）中提到引發椎管狹窄症的原因可分成3種類型：椎間盤突出型、黃韌帶肥厚型以及腰椎滑脫症型。進行矯正扭轉的伸展操之餘，再加上針對不同病因的伸展操，想必能讓效果更顯著。

接著，為了**培養早晚在床上伸展的習慣**，開始行動吧。

（小問答時間！）

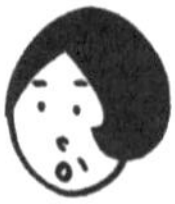

腰野

為什麼將膝蓋往左右倒就能知道扭轉方向呢？

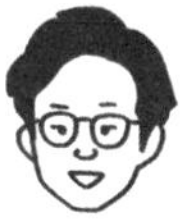

天道

先假設把膝蓋往左倒好了。這時候腰椎會往反方向的右邊轉動。**膝蓋往左倒的時候，有5節椎骨的腰椎會一節一節稍微往右轉**。這時如果會痛，意味著**固定往左彎的腰椎影響到脊椎動作**。也就是說，可以診斷出腰椎向左扭轉。

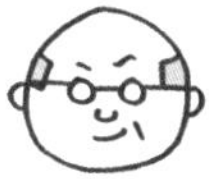

伊丹

不知道罹患哪種疾病但是會腰痛的人，也能透過這個檢查確定腰椎往哪個方向扭轉嗎？

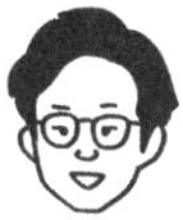

天道

可以。即使不知道是罹患椎管狹窄症還是滑脫症等疾病，也可以透過這個檢查確定扭轉的方向，再用伸展操來矯正，就能漸漸舒緩腰痛唷。

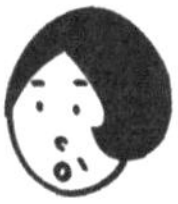

腰野

伸展操要持續做多久腰才不會痛呢？

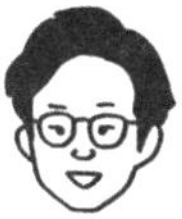

天道

雖然要看扭轉的程度，不過走路、起床或翻身就會痛之類的情況，會在開始施行伸展操約1週後好轉。此外，有間歇性跛行症狀，走15～30分鐘就會酸麻的人大約持續施行1個月後，而走5～10分鐘會酸麻的人則大約施行3～6個月後，就幾乎不會感到酸痛了。

診斷①

躺著判斷腰椎是右旋還是左旋

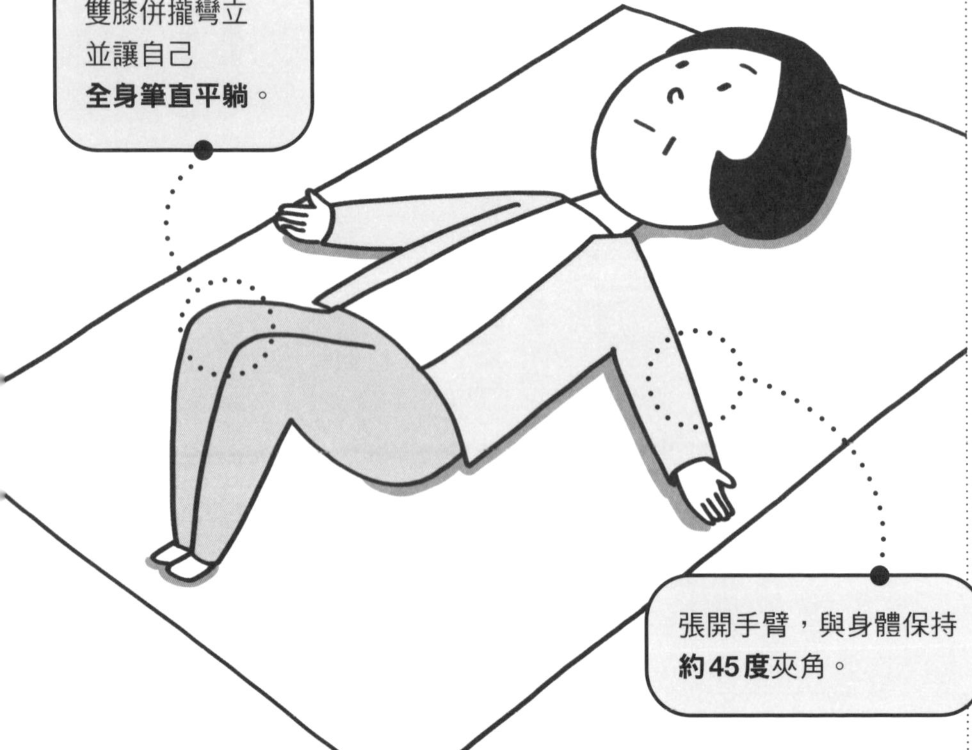

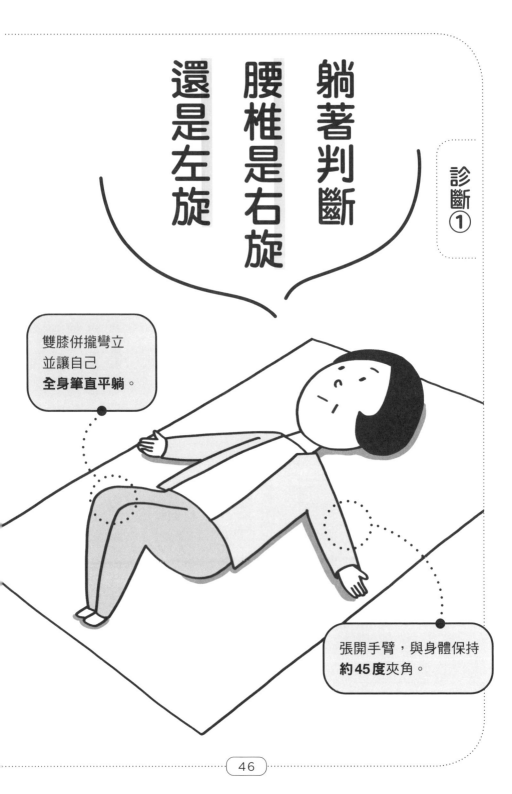

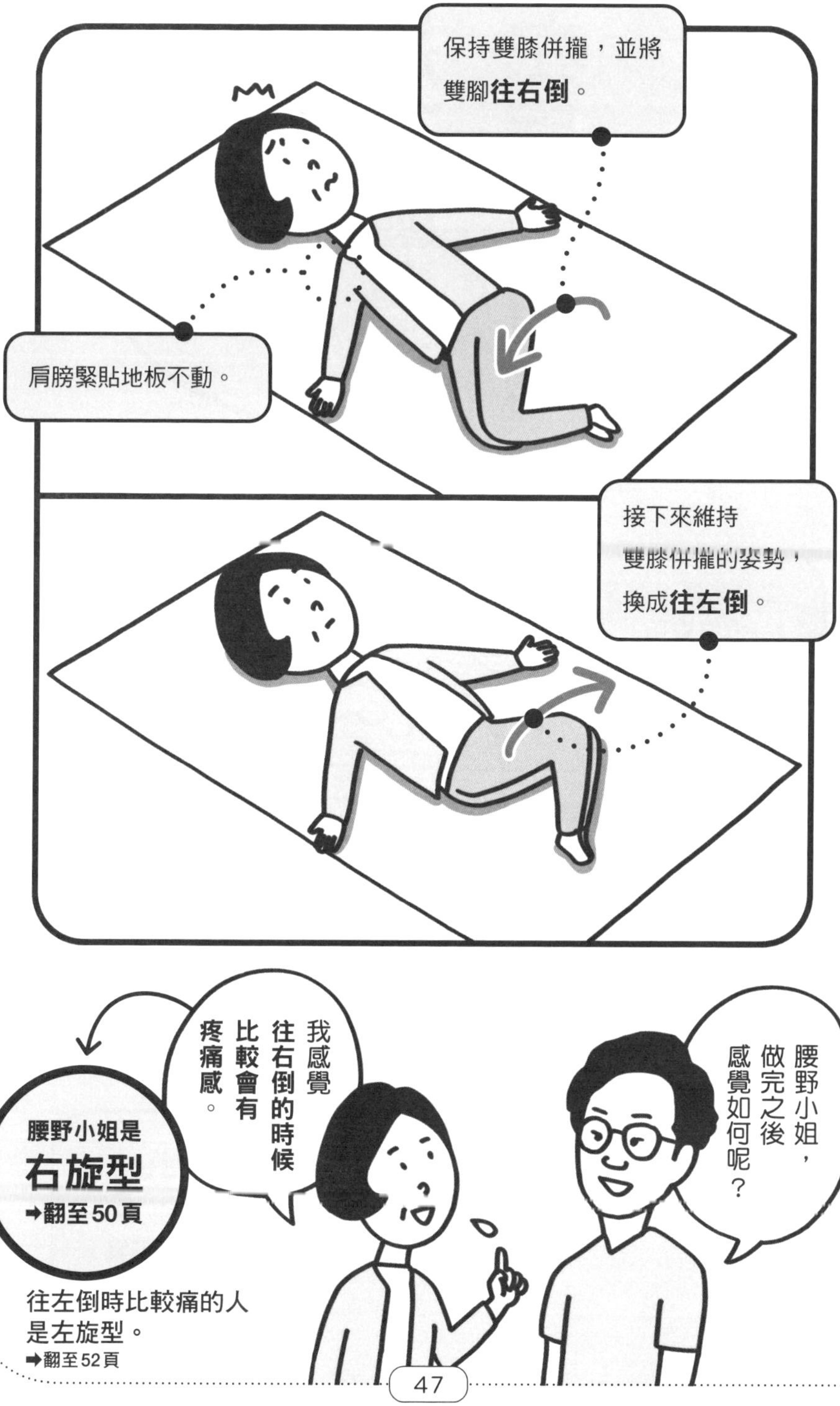
保持雙膝併攏，並將雙腳**往右倒**。
肩膀緊貼地板不動。
接下來維持雙膝併攏的姿勢，換成**往左倒**。
腰野小姐，做完之後感覺如何呢？
我感覺往右倒的時候比較會有疼痛感。
腰野小姐是
右旋型
➡翻至50頁

往左倒時比較痛的人是左旋型。

➡翻至52頁

診斷②

無法判斷是右旋還是左旋的情況

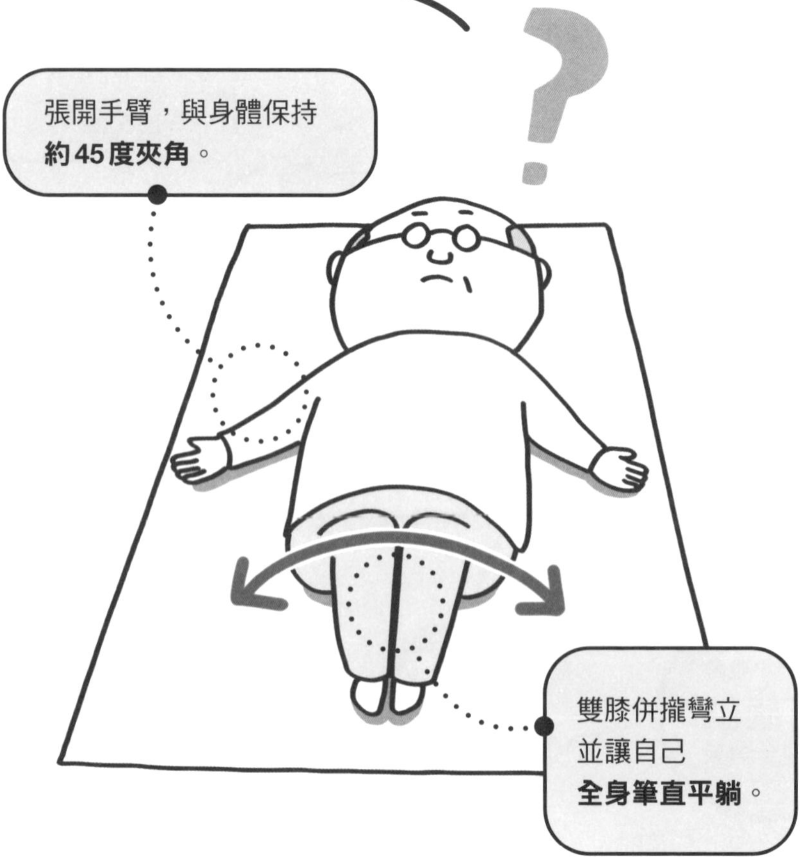

張開手臂，與身體保持**約45度夾角**。
雙膝併攏彎立並讓自己**全身筆直平躺**。

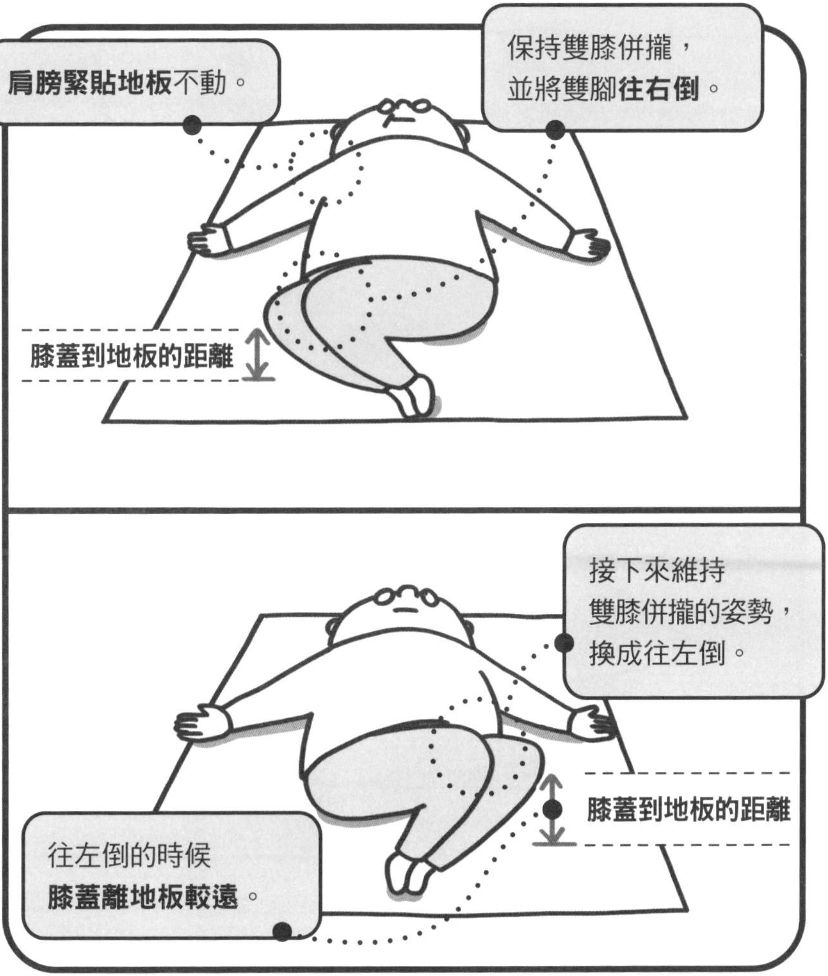
肩膀緊貼地板不動。
保持雙膝併攏，並將雙腳往右倒。
膝蓋到地板的距離
接下來維持雙膝併攏的姿勢，換成往左倒。
膝蓋到地板的距離
往左倒的時候膝蓋離地板較遠。

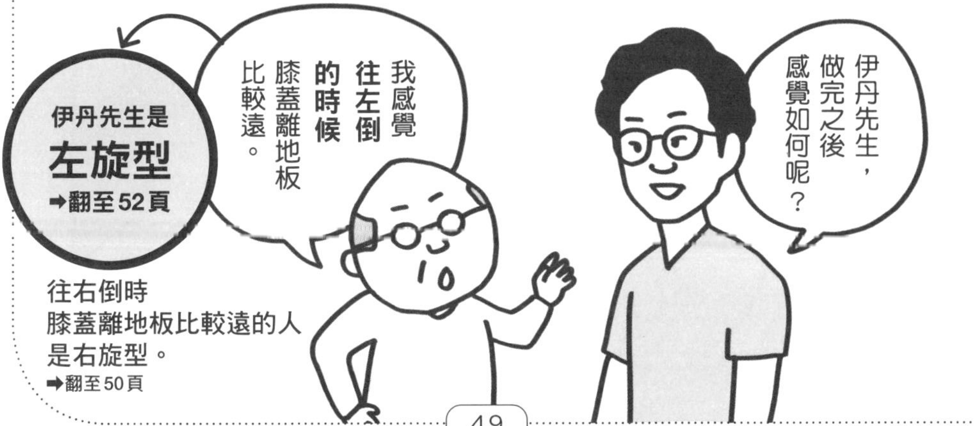
伊丹先生，做完之後感覺如何呢？
我感覺往左倒的時候膝蓋離地板比較遠。
伊丹先生是
左旋型
➡翻至52頁

往右倒時
膝蓋離地板比較遠的人
是右旋型。
➡翻至50頁

改善腰椎右旋的伸展操

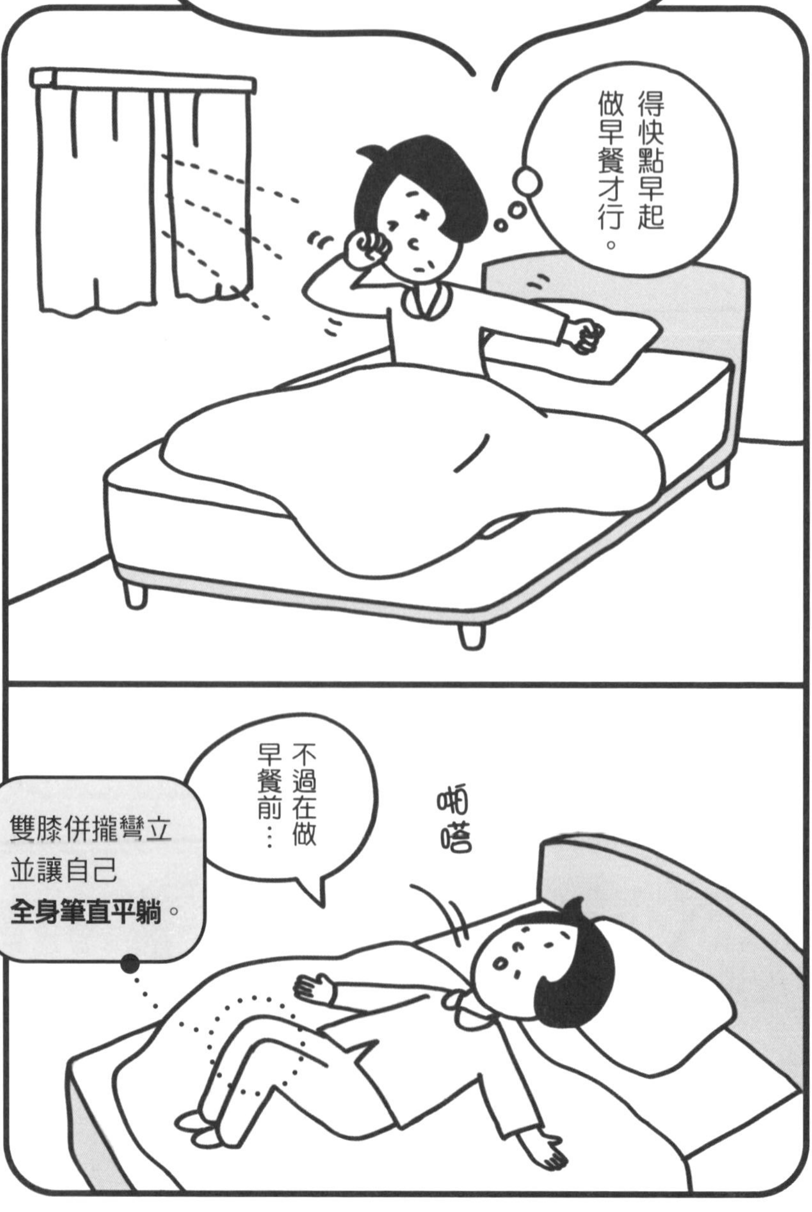
得快點早起做早餐才行。
不過在做早餐前…
啪嗒
雙膝併攏彎立
並讓自己
全身筆直平躺。

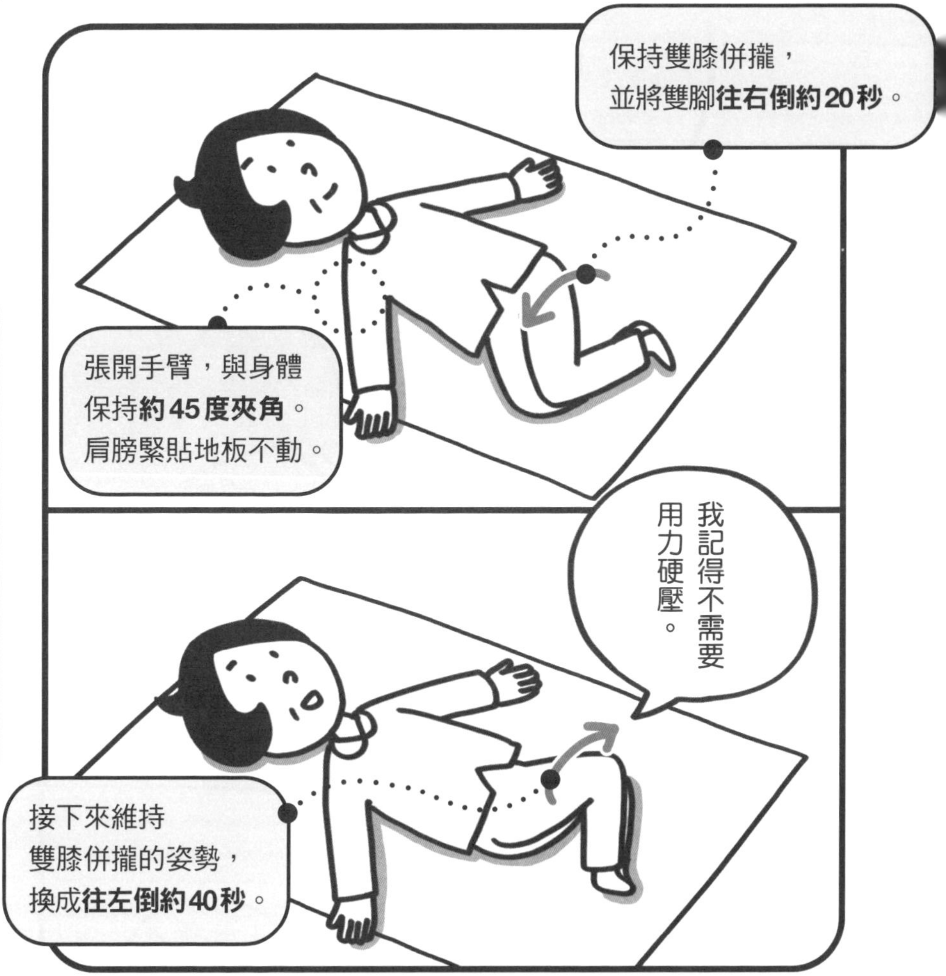
保持雙膝併攏，
並將雙腳往右倒約20秒。
張開手臂，與身體
保持約45度夾角。
肩膀緊貼地板不動。
我記得不需要
用力硬壓。
接下來維持
雙膝併攏的姿勢，
換成往左倒約40秒。

ONE POINT !

先倒向會痛的那一邊

人類的身體會先傾往狀況糟的地方，所以先從矯正的方向開始伸展（右旋的話先往左倒），動作會比較順暢。實際上兩邊都伸展到最為有效！

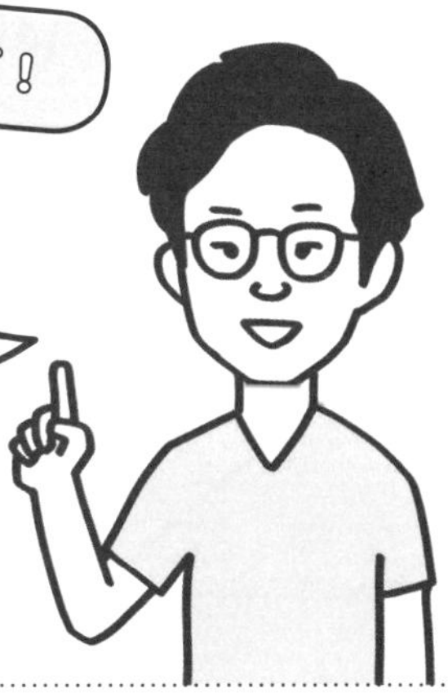

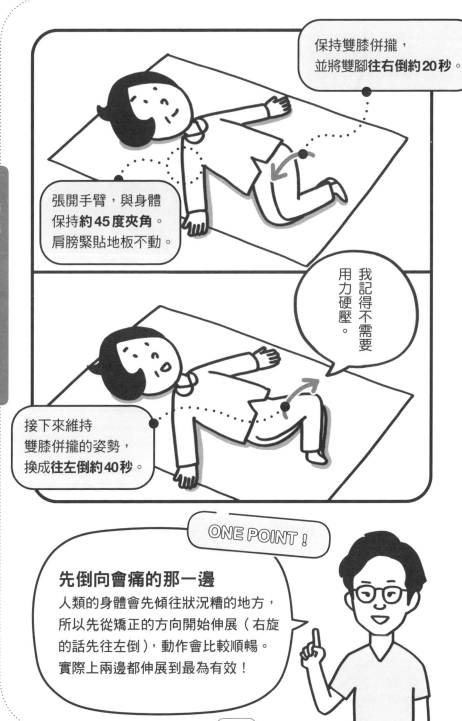

改善腰椎左旋的伸展操

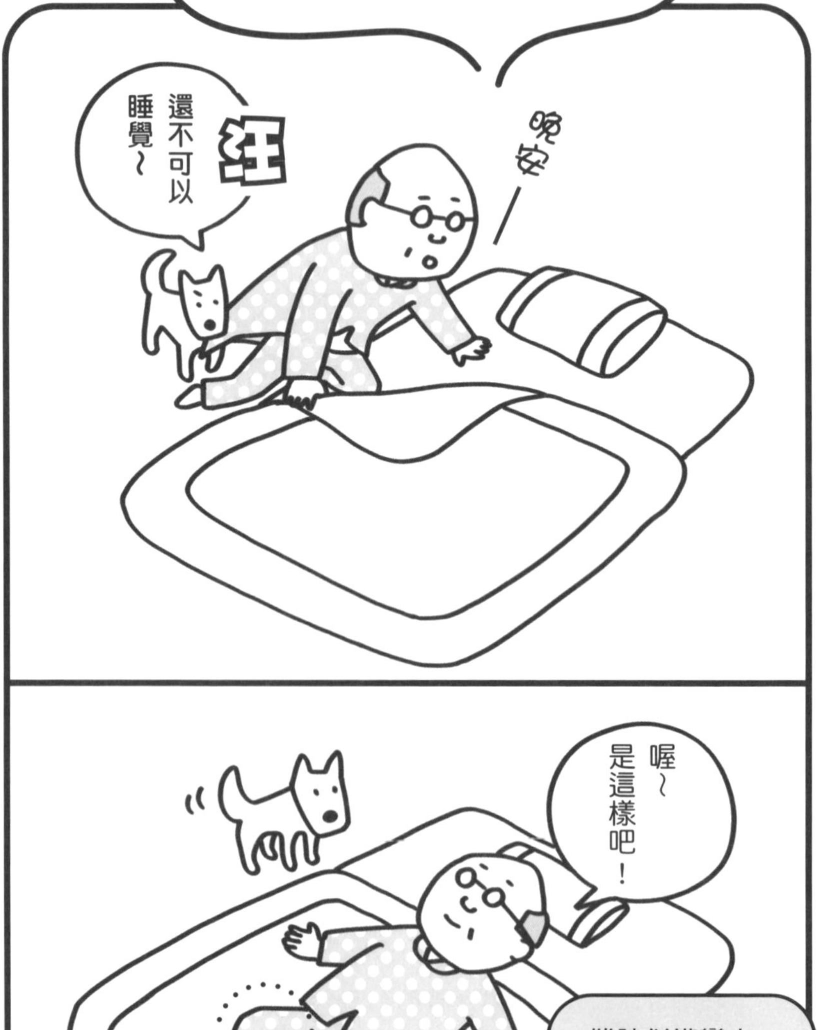
還不可以睡覺～
汪
晚安—
喔～是這樣吧！
雙膝併攏彎立
並讓自己
全身筆直平躺。

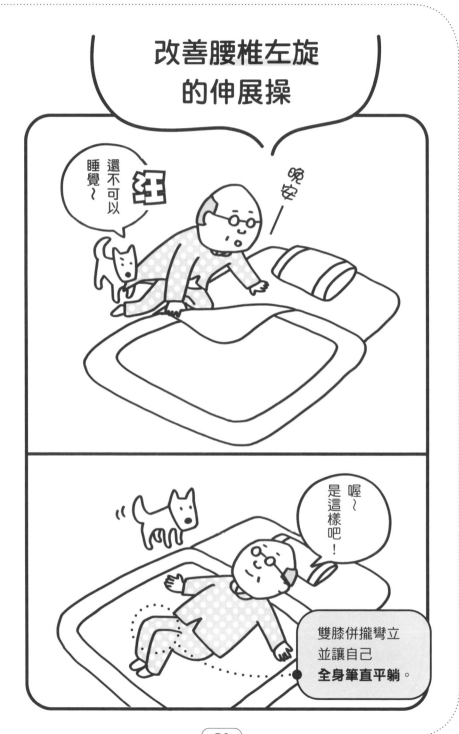

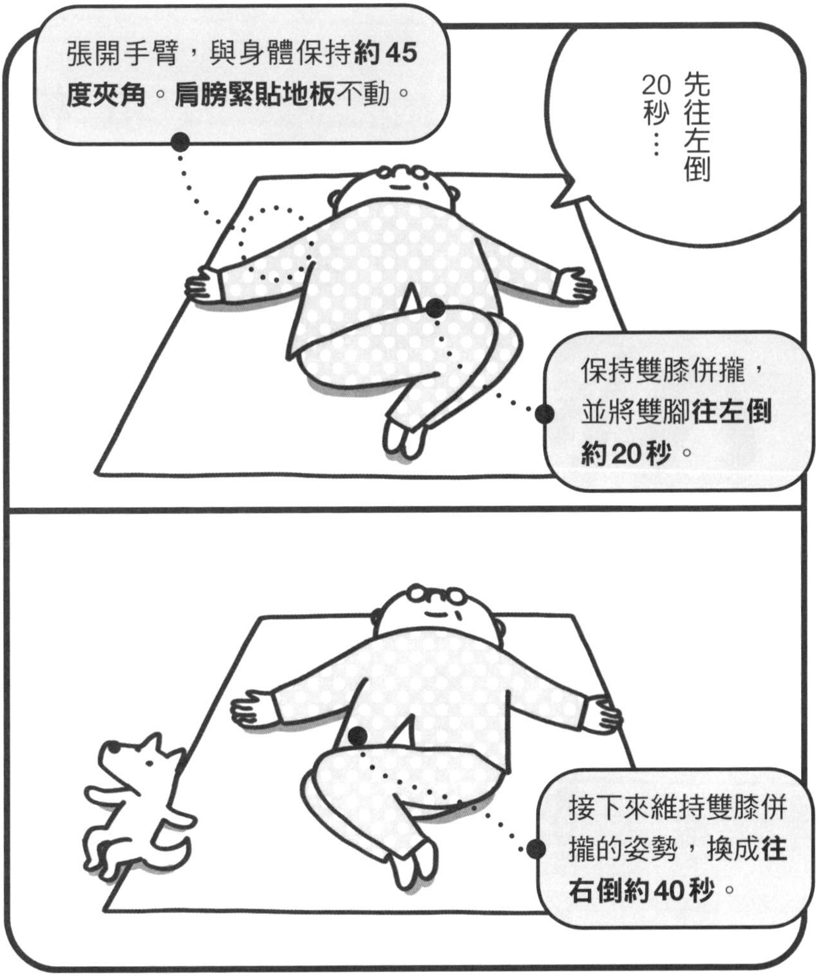
張開手臂，與身體保持**約45度夾角**。**肩膀緊貼地板**不動。
先往左倒20秒……
保持雙膝併攏，並將雙腳**往左倒約20秒**。
接下來維持雙膝併攏的姿勢，換成**往右倒約40秒**。

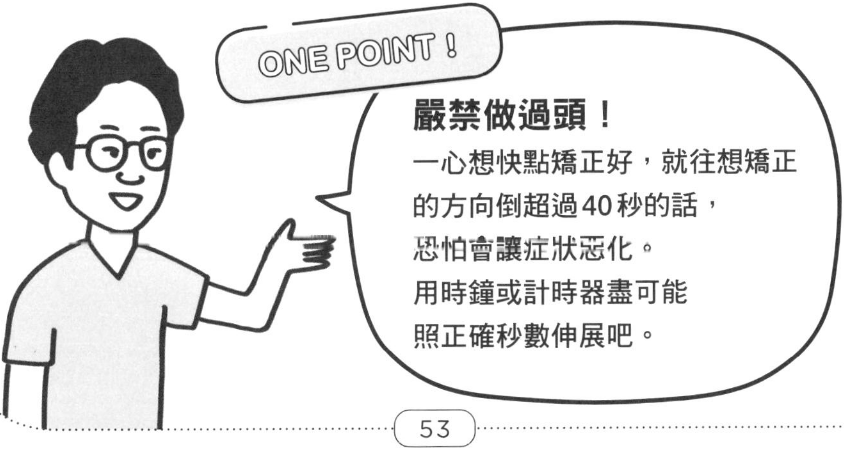
ONE POINT！
嚴禁做過頭！
一心想快點矯正好，就往想矯正的方向倒超過40秒的話，恐怕會讓症狀惡化。
用時鐘或計時器盡可能照正確秒數伸展吧。

椎間盤、黃韌帶、滑脫症，依病分3種的伸展操 應用篇

椎管狹窄症裡的疼痛或痠麻症狀主要是由以下3個原因引起：**椎間盤突出**、**黃韌帶肥厚**以及椎骨錯位的**腰椎滑脫症**。雖然已在第17頁時說明過，不過在此還是再簡單說明一次。

由椎間盤突出引起的症狀是源於**椎間盤的髓核跟包圍髓核的纖維環，向後膨脹壓迫到椎管裡的神經**引起疼痛。

除此之外，當負責串接椎弓的**黃韌帶變肥厚或是椎骨錯位（滑脫症）時，也會壓縮到椎管而壓迫神經**，最終成為引起疼痛等症狀的病因。

應用裡的伸展操是針對椎管狹窄症的3種成因分別設計而成，主要目的是透過這些伸展操來減少3種成因各自引起的神經壓迫，舒緩疼痛或痠麻。

不過，椎間盤突出、黃韌帶肥厚或腰椎滑脫症等3種類型的根本原因都是腰椎扭轉變形。

因此**想從根本解決問題的話，一定得施行矯正扭轉的基本伸展操**，然後再進行針對各類型的伸展操。這樣一來或許能讓症狀更快好轉。

先從分辨自己是哪種類型開始！

施行伸展操前，先來分辨自己屬於哪種類型吧。分辨類型的方法非常簡單。雖然下一頁就會介紹，但是說白了就是**站直之後，透過身體往前後倒來觀察疼痛出現的情況**。然後判斷自己屬於「椎間盤突出型」或「黃韌帶肥厚型」。

腰椎滑脫症的伸展操僅限已經過醫生診斷的人進行。這個限制也跟腰椎扭轉變形有關。很多腰椎滑脫症患者會惡化成椎管狹窄症，而這個伸展操可以預防這種情況發生。

知道自己屬於哪種類型之後，每天早晚請先施行矯正扭轉的基本伸展操，再進行針對自身類型的伸展操。例如知道自己屬於「腰椎右旋的椎間盤突出型」後，就施行第50頁與第58頁的伸展操。

不要過度出力，讓自己放鬆地伸展吧。

判斷「椎間盤突出」或「黃韌帶肥厚」等類型

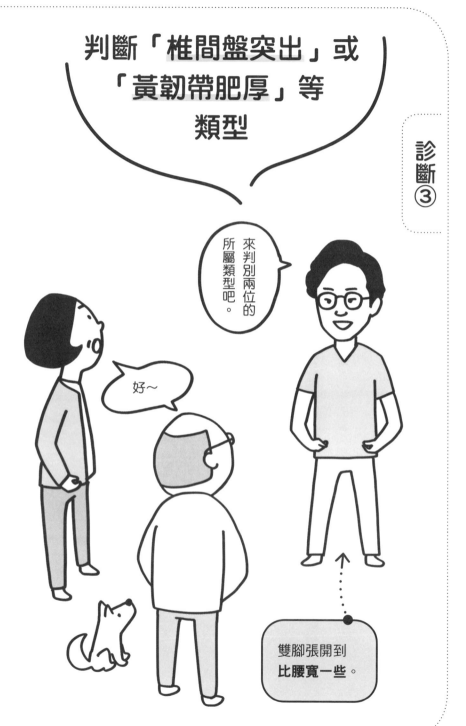

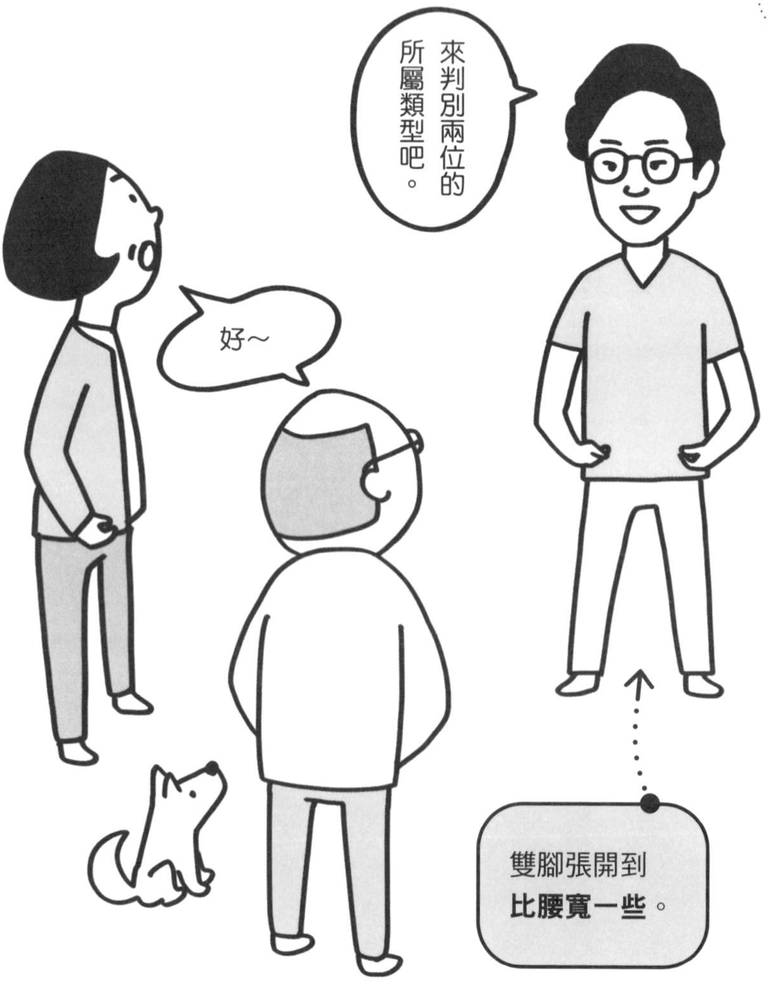
來判別兩位的所屬類型吧。
好～
雙腳張開到
比腰寬一些。

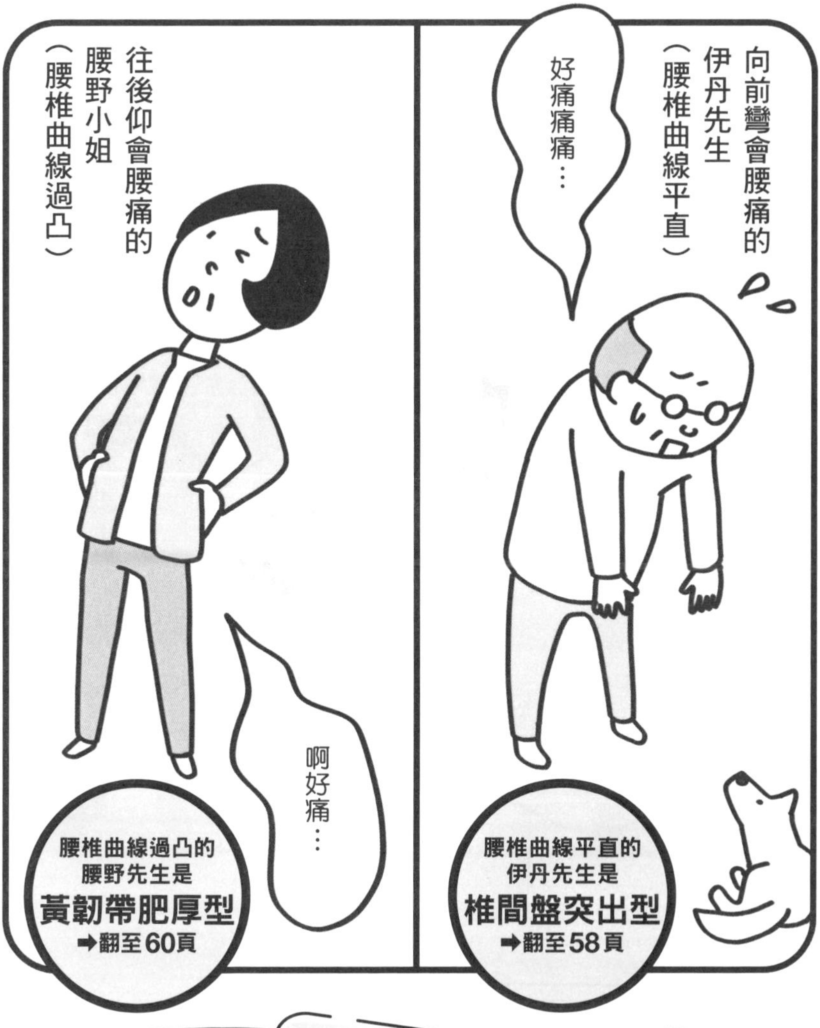
向前彎會腰痛的伊丹先生（腰椎曲線平直）
好痛痛痛…
腰椎曲線平直的伊丹先生是
椎間盤突出型
➡翻至58頁
往後仰會腰痛的腰野小姐（腰椎曲線過凸）
啊好痛…
腰椎曲線過凸的腰野先生是
黃韌帶肥厚型
➡翻至60頁

ONE POINT！

腰椎平直與過突

向前彎腰會痛的人是「腰椎曲線平直」；往後仰會痛的人則是「腰椎曲線過凸」。

請大家翻開第64頁的「腰椎平直與過凸」專欄！

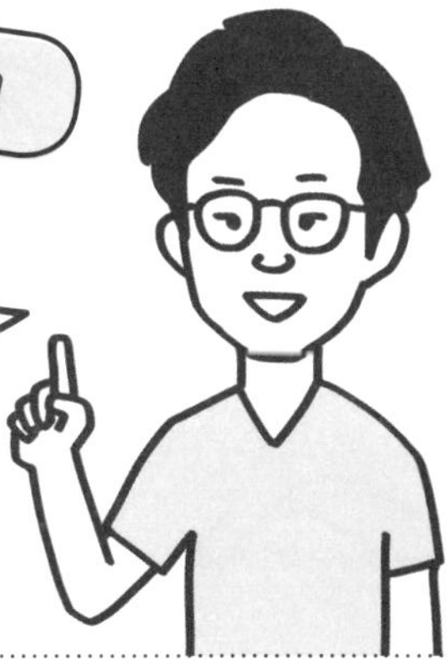

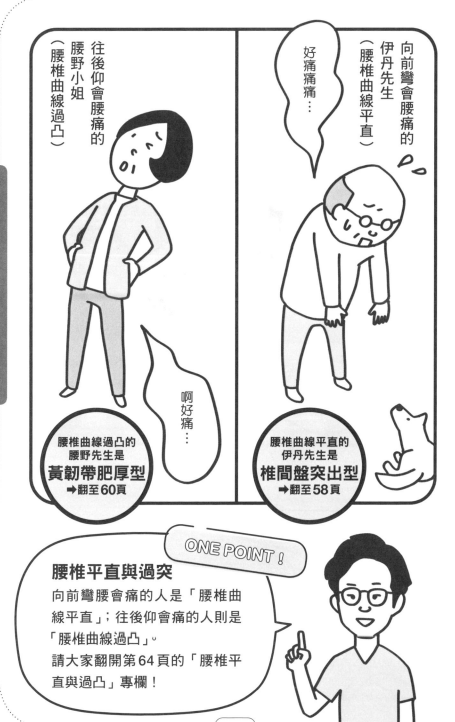

應用篇①

改善椎間盤突出型的伸展操

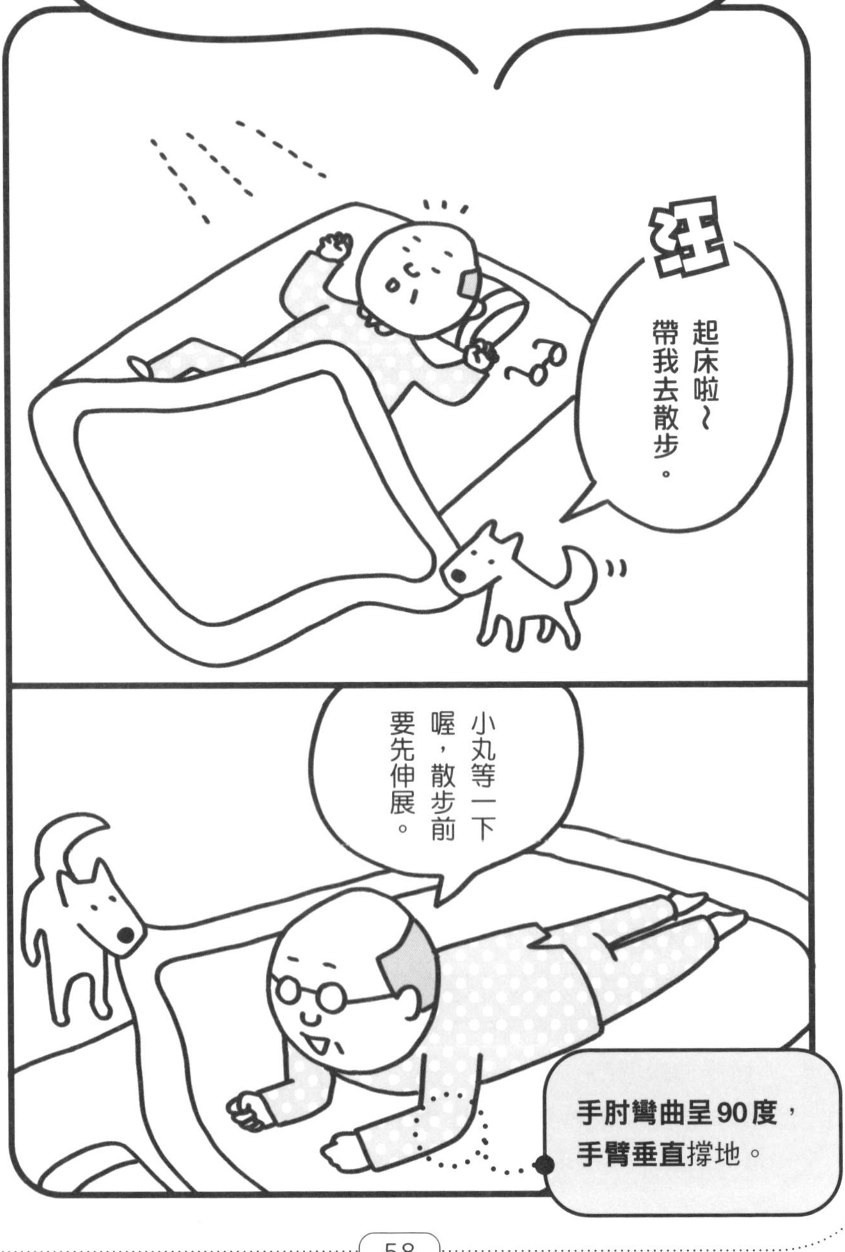
汪
起床啦～帶我去散步。
小丸等一下喔，散步前要先伸展。
手肘彎曲呈90度，手臂垂直撐地。

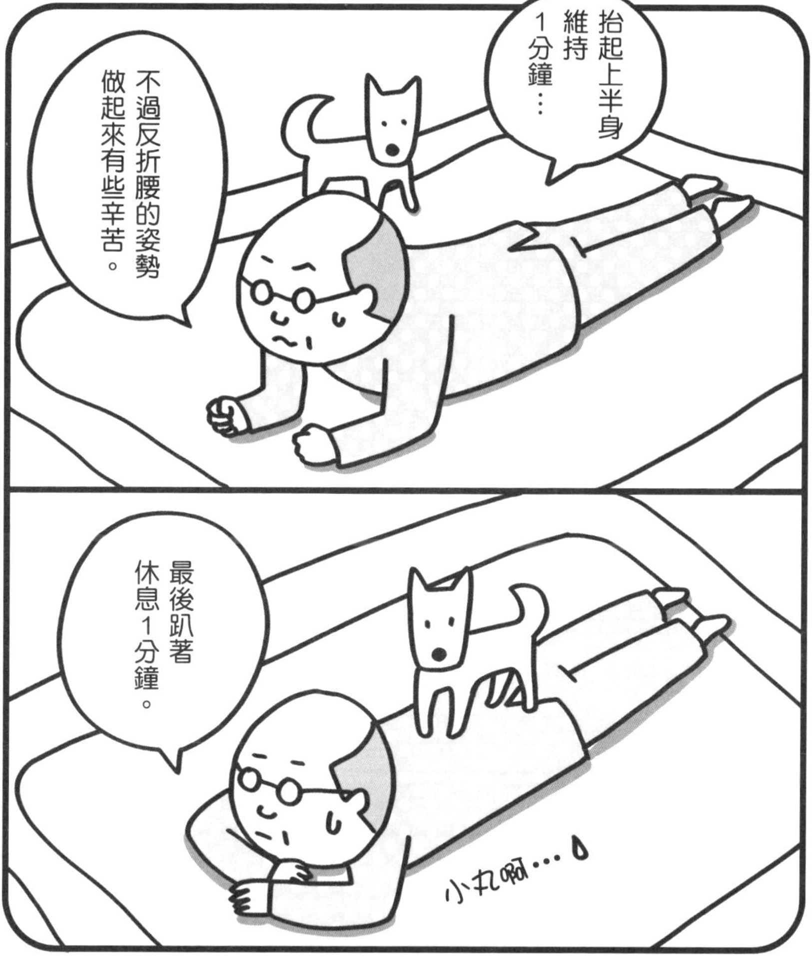

抬起上半身維持1分鐘…
不過反折腰的姿勢做起來有些辛苦。
最後趴著休息1分鐘。
小丸啊…

ONE POINT！

關於反折腰的動作！

反折腰的姿勢可以擴張脊椎前方，
幫助往後突出的椎間板髓核
跟包圍它的纖維圈
往脊椎內側移動，回到原位。

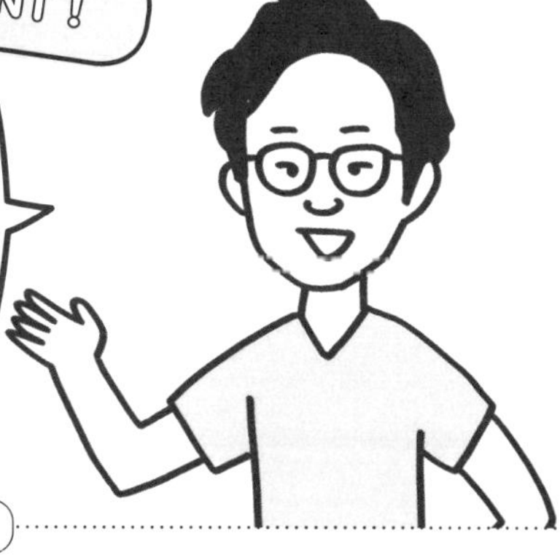

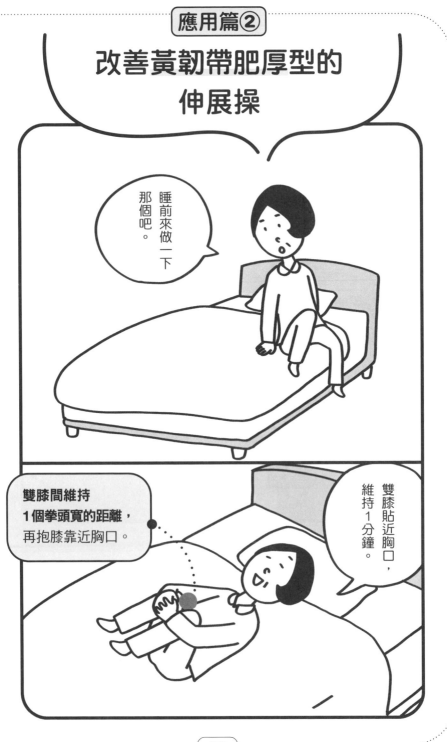

應用篇②

改善黃韌帶肥厚型的伸展操

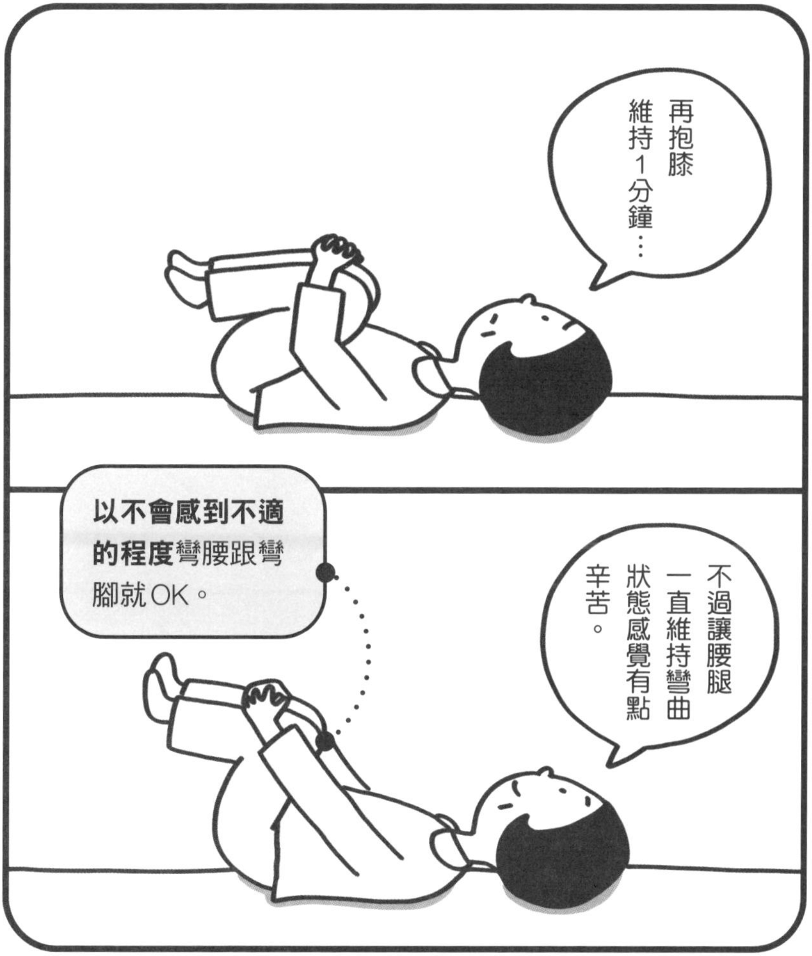
再抱膝維持1分鐘…
不過讓腰腿一直維持彎曲狀態感覺有點辛苦。
以不會感到不適的程度彎腰跟彎腳就OK。

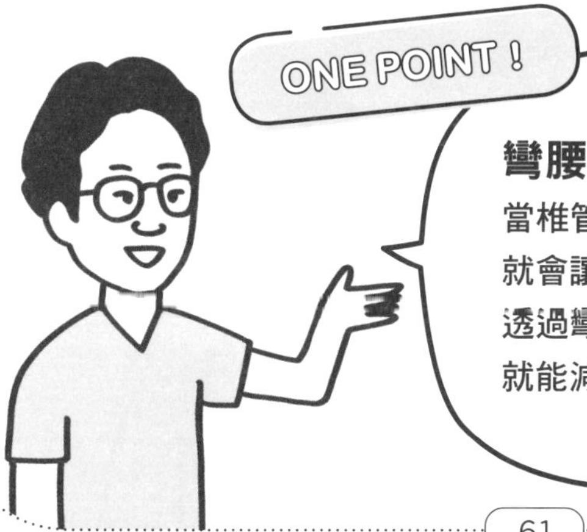
ONE POINT！

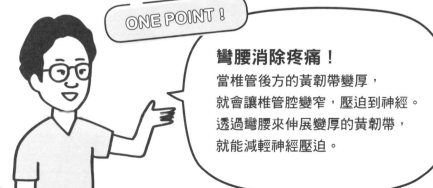

彎腰消除疼痛！

當椎管後方的黃韌帶變厚，
就會讓椎管腔變窄，壓迫到神經。
透過彎腰來伸展變厚的黃韌帶，
就能減輕神經壓迫。

改善腰椎滑脫症型的伸展操

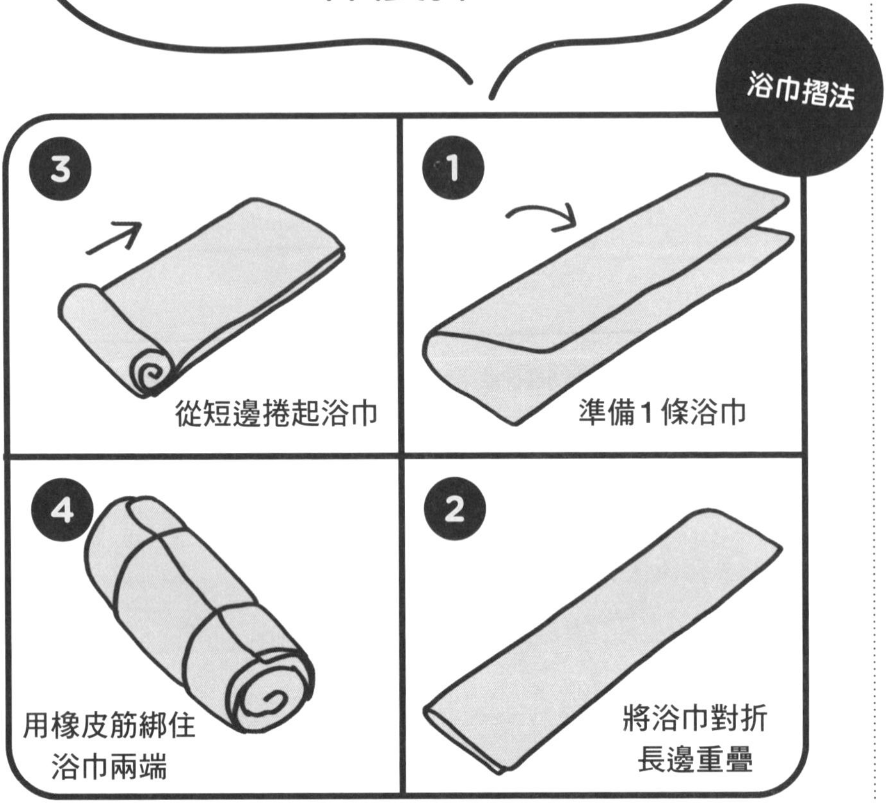
浴巾摺法
1
準備1條浴巾
2
將浴巾對折
長邊重疊
3
從短邊捲起浴巾
4
用橡皮筋綁住
浴巾兩端

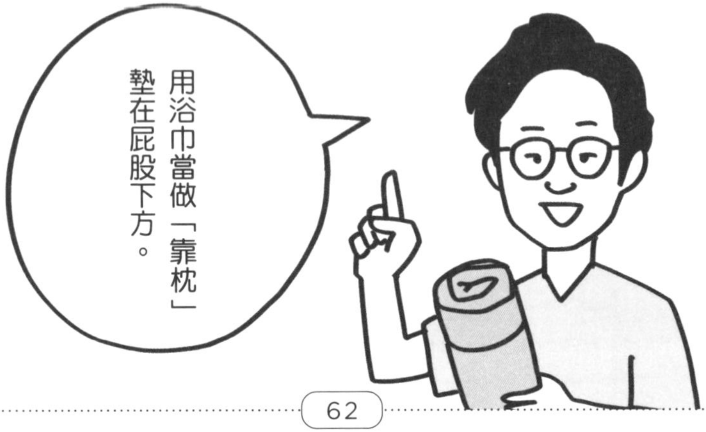
用浴巾當做「靠枕」
墊在屁股下方。

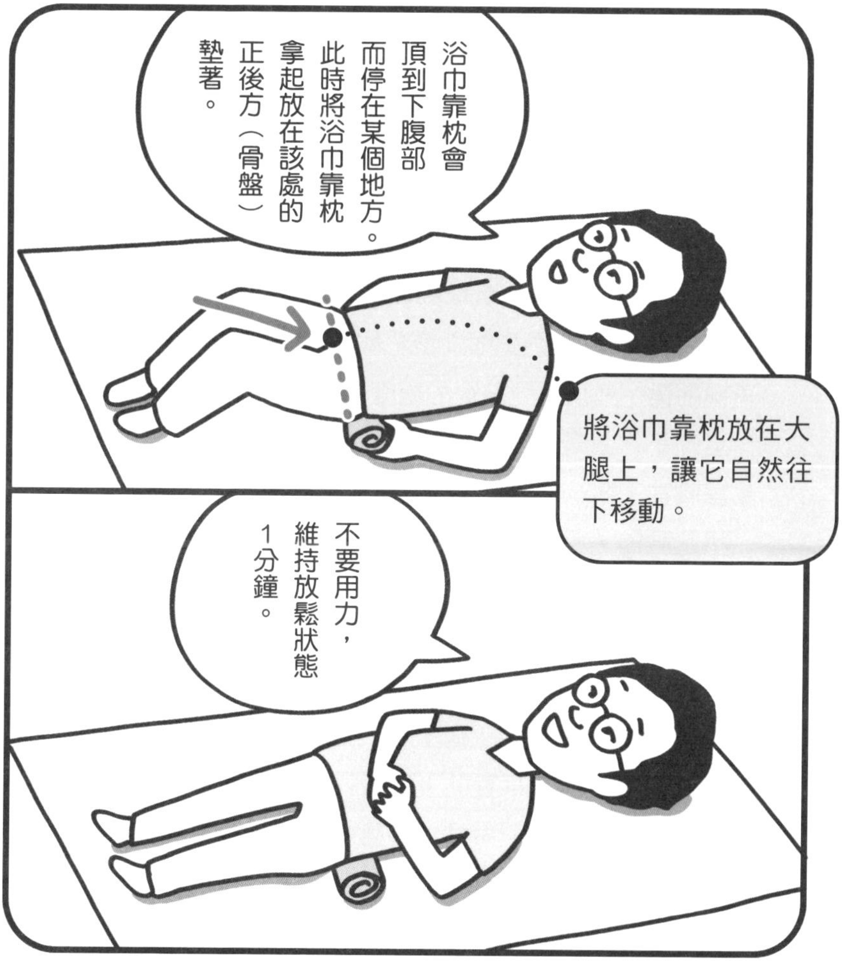
將浴巾靠枕放在大腿上，讓它自然往下移動。
浴巾靠枕會頂到下腹部而停在某個地方。此時將浴巾靠枕拿起放在該處的正後方（骨盤）墊著。
不要用力，維持放鬆狀態1分鐘。

ONE POINT !

墊浴巾靠枕的動作！

位於骨盆中心的「薦骨」是支撐脊椎的骨頭。當它往前傾時會成為引起腰椎滑脫症的病因。因此，將浴巾靠枕墊在骨盆下方，讓已滑脫的腰椎回到原位，就能減少對神經的壓迫。

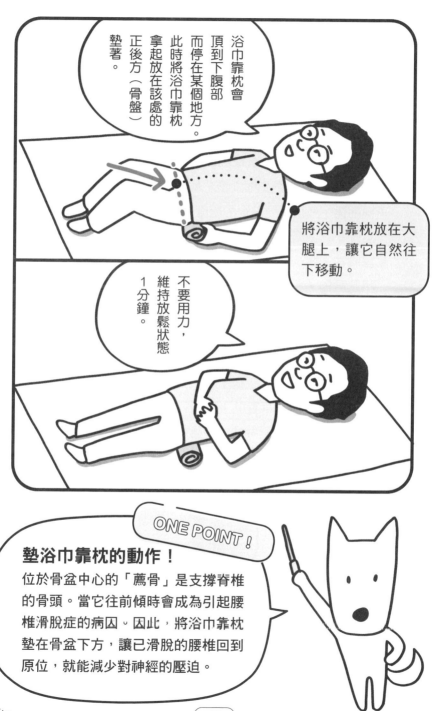

天道專欄 1

前彎時會痛的「腰椎曲線平直」、往後仰時會痛的「腰椎曲線過凸」

從正面看脊椎會覺得它是筆直的，不過從側面來看的話就知道脊椎彎成小弧度的S形曲線。可是當S形曲線受到老化或生活習慣的影響逐漸解體，有時會讓腰椎不再向前彎，或反而往前彎的幅度更大了。

逐漸不往前彎時人容易拱起腰，相反地往前更彎時容易讓腰往下凹，這兩種情況都會引起疾病。

拱起腰的「腰椎曲線平直」會引起椎間盤損傷，腰更往下凹的「腰椎曲線過凸」恐怕會引起腰椎滑脫症或是黃韌帶肥厚等病症。

前彎時會痛的人幾乎都是腰椎曲線平直，後仰時會痛的人幾乎都是腰椎曲線過凸。

因此，腰椎曲線平直的人要做往後折腰的伸展操，腰椎曲線過凸的人則要做往前彎腰的伸展操，來加以改善各自的症狀。

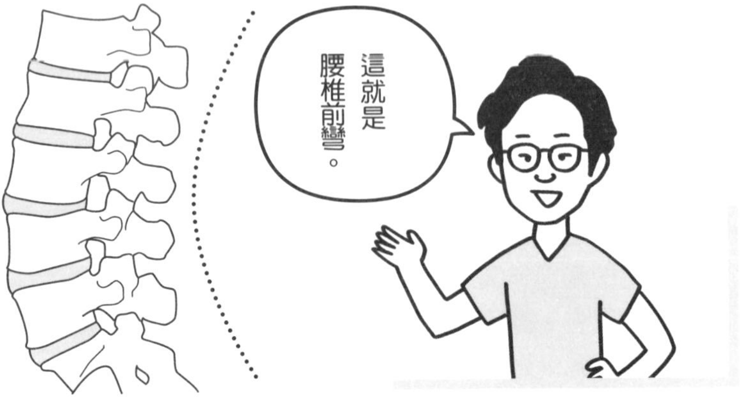

第2章

預防腰椎扭轉變形！輕鬆伸展操＆肌力訓練

一次改善駝背到頸部的血液循環等問題，矯正腰椎扭轉變形的伸展操

利用第1章介紹的伸展操使腰椎扭轉變形回到原位之後，**長久維持沒扭轉的狀態相當重要**。話雖如此，我們在日常生活中會不知不覺擺出很多扭轉身體的姿勢。像是桌上作業或滑手機時一直往下看、為了不讓自己腰痛一直駝背以及轉身看電視等等。持續擺出這些姿勢一久，會讓全身又開始扭轉變形，就算好不容易治好，也可能會再度扭轉，陷入疼痛以及各種症狀的痛苦中。因此，每天都要進行矯正身體扭轉的伸展操，藉此預防腰椎再度扭轉。

讓血液循環更順暢、預防駝背、使關節動作更流暢

椎管狹窄症患者身上最常出現的姿勢就是駝背。駝背是脖子往前傾、背部蜷曲呈圓弧

曲線的狀態。只要駝背，椎管狹窄症帶來的症狀就會變得較輕微，全身都會輕鬆起來，所以患者會在無意間開始駝背。**當頸部往前伸時，頸部肌肉處於緊繃狀態會開始變僵硬，甚至讓整個背部也跟著僵硬**，結果造成駝背的姿勢就此固定。

所以請改善頸部的血液循環，藉以軟化肌肉，讓背部不會維持在駝背的狀態。

在序章中也說明過，人在駝背的狀態下坐著轉身，會因為無法順利動用胸椎而讓力量集中在腰椎上，最終導致腰椎逐漸扭轉變形。

請嘗試在自己坐著的狀態下轉動上半身，比較看看是挺直背部時，還是駝背時會比較難進行轉身的動作。

結果應該是駝背比較難轉身吧，因為無法順利動用胸椎的緣故。

請記住**駝背會讓身體無法靠胸椎轉身，進而使壓力集中在腰椎上**。因此，請感覺快駝背或是經常低頭滑手機容易駝背的人進行**消除駝背的伸展操**吧。

此外，椎管狹窄症患者身上有時會出現**骨盆歪斜或髖關節僵硬**的問題，使症狀更嚴重。而髖關節伸展操可以固定骨盆，有效預防或減輕相關症狀。

有效改善駝背與腰椎滑脫症的伸展操

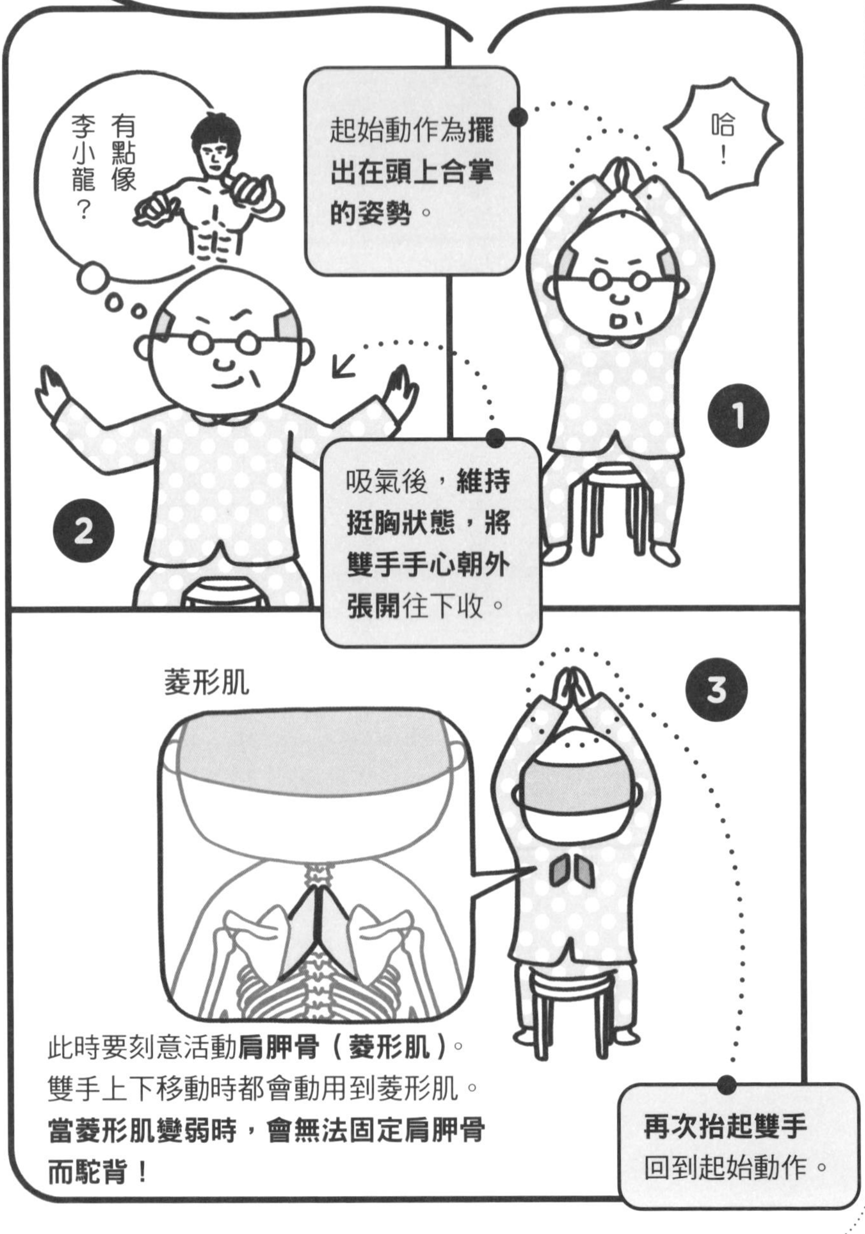

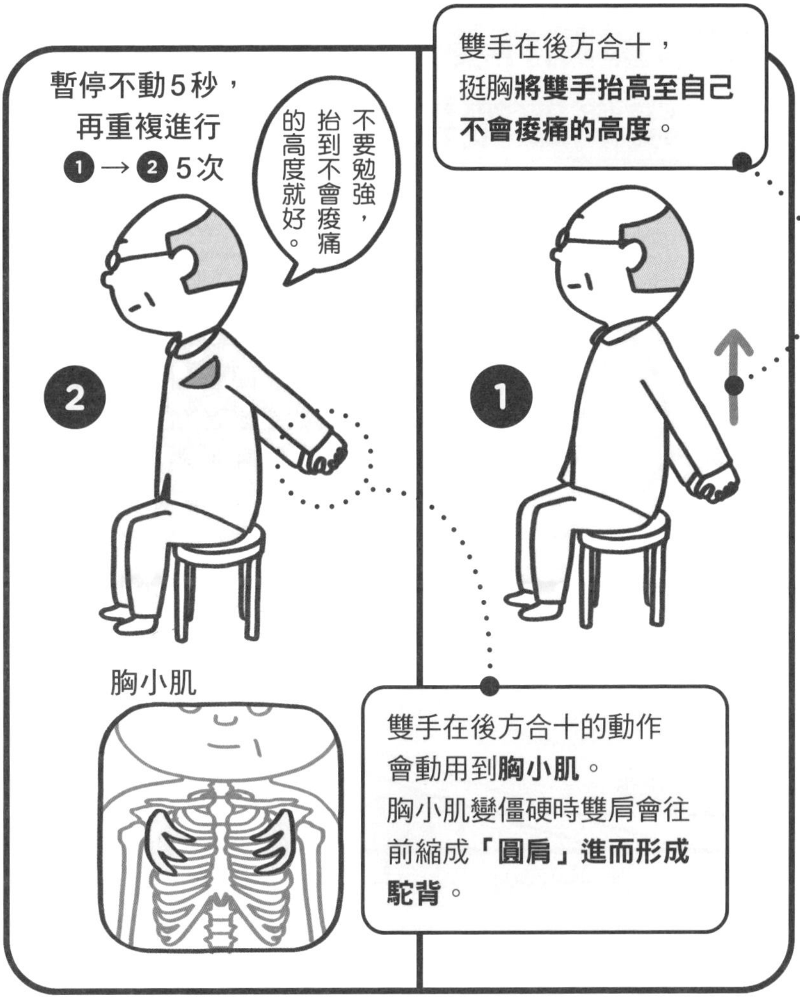
①
雙手在後方合十，
挺胸**將雙手抬高至自己不會痠痛的高度**。
雙手在後方合十的動作
會動用到**胸小肌**。
胸小肌變僵硬時雙肩會往前縮成**「圓肩」進而形成駝背**。
②
暫停不動5秒，
再重複進行
①→②5次
不要勉強，抬到不會痠痛的高度就好。
胸小肌

ONE POINT！

駝背跟椎骨滑脫症有關嗎？

駝背是頸部往前傾，重心也在前方的狀態。這個狀態有時會讓往前錯位的椎骨（滑脫症）承受更多壓力。預防駝背也能有效預防滑脫症唷汪汪！

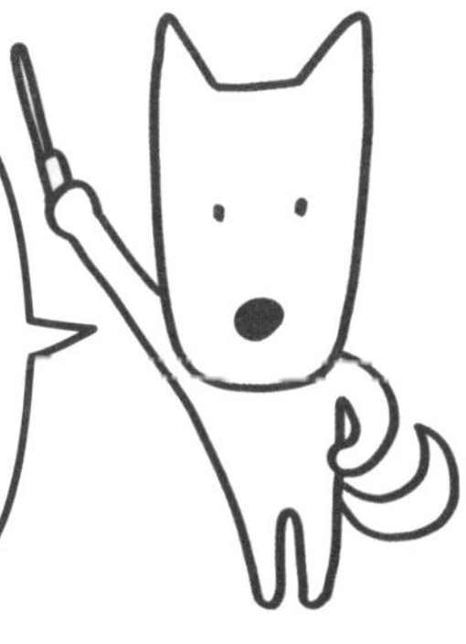

讓頭部動作更順暢，解決肩頸痠痛跟腰椎扭轉變形！

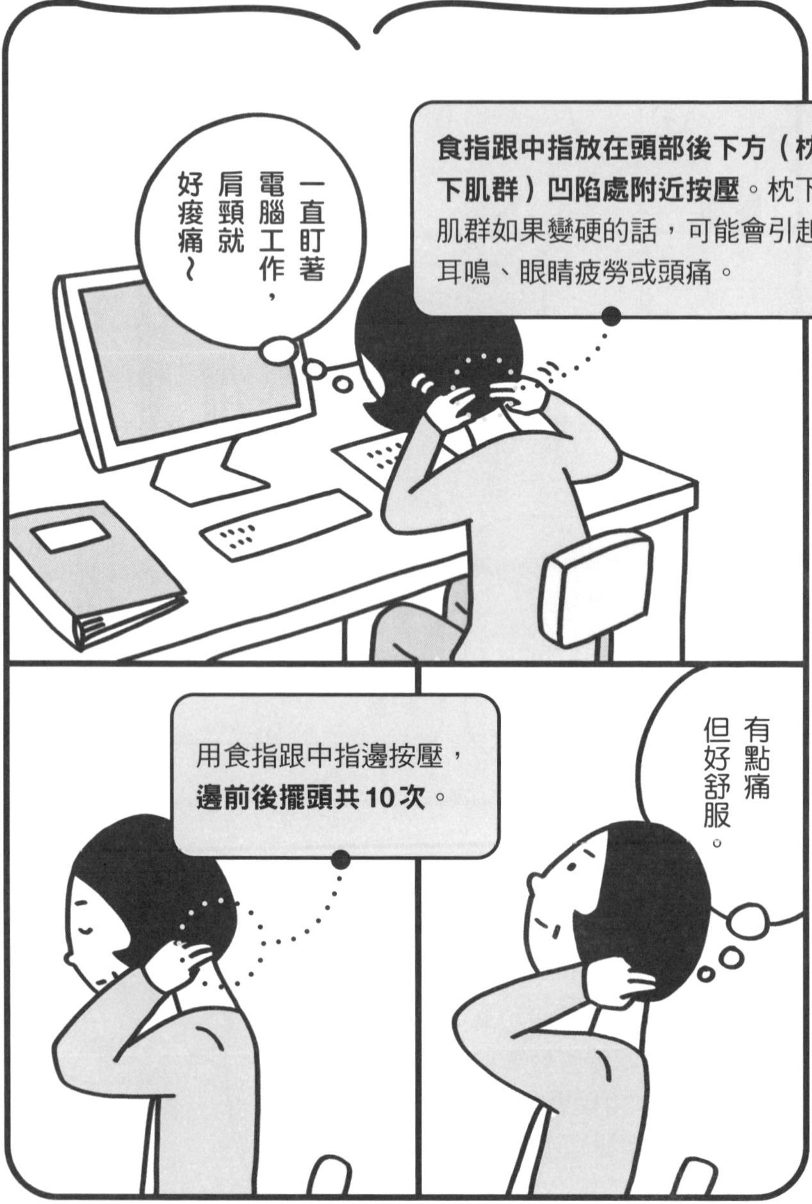

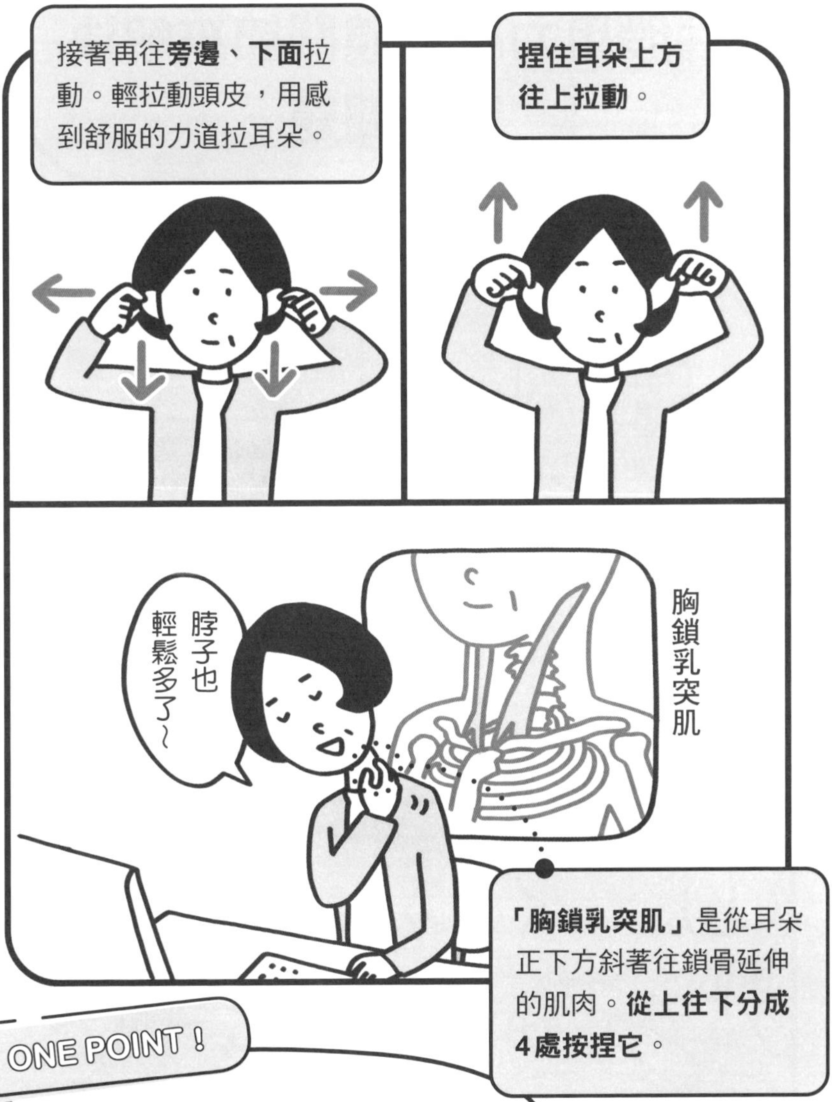
接著再往**旁邊**、**下面**拉動。輕拉動頭皮，用感到舒服的力道拉耳朵。
捏住耳朵上方往上拉動。
脖子也輕鬆多了～
胸鎖乳突肌
「胸鎖乳突肌」是從耳朵正下方斜著往鎖骨延伸的肌肉。**從上往下分成4處按捏它**。

ONE POINT！

讓頸部肌肉放鬆，預防駝背！

當胸鎖乳突肌僵硬時會把頸部往前拉，形成烏龜頸（頸椎過直）。
頸部肌肉變硬不只會影響到整個背部，也會影響腰椎扭轉變形。

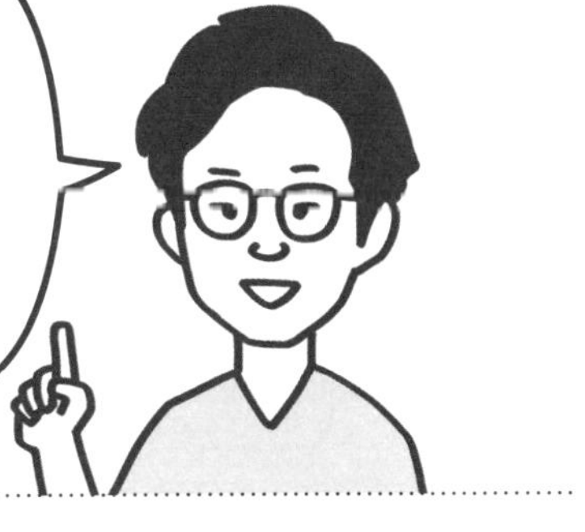

屁股用力繃緊髖關節來解決腰痛問題

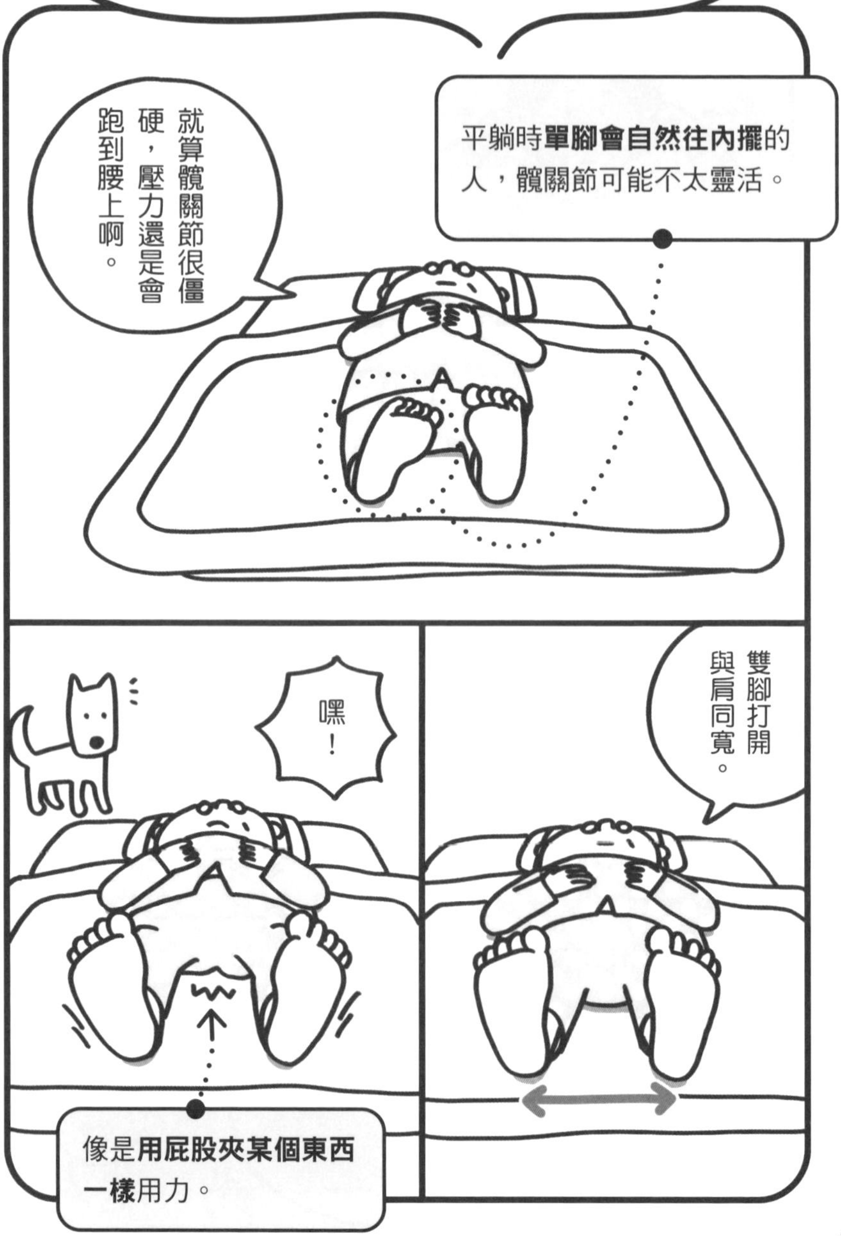
平躺時單腳會自然往內擺的人，髖關節可能不太靈活。
就算髖關節很僵硬，壓力還是會跑到腰上啊。
雙腳打開與肩同寬。
嘿！
像是用屁股夾某個東西一樣用力。

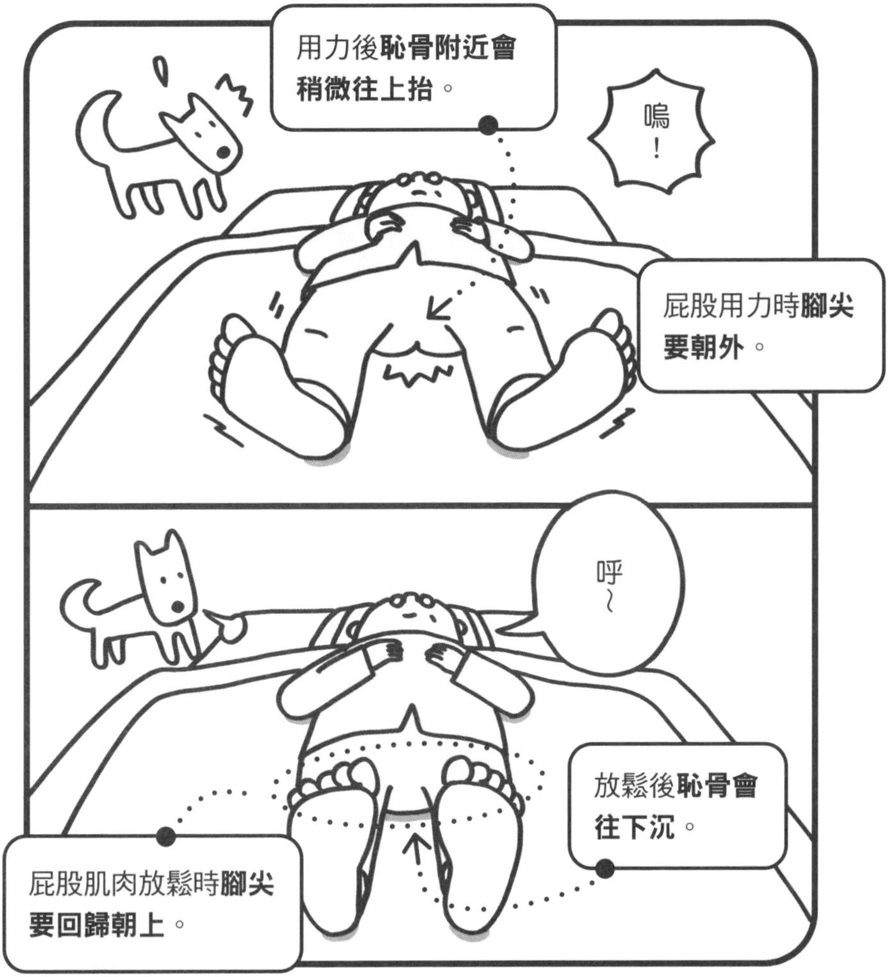
用力後**恥骨附近會稍微往上抬**。
嗚！
屁股用力時**腳尖要朝外**。
呼～
放鬆後**恥骨會往下沉**。
屁股肌肉放鬆時**腳尖要回歸朝上**。

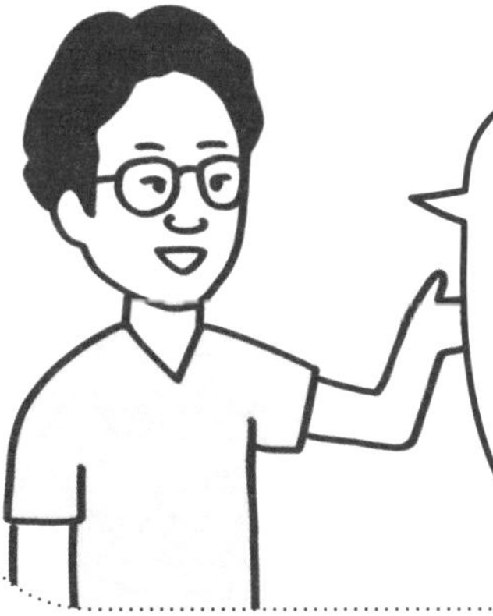

ONE POINT！

繃緊髖關節是為了穩定骨盆

骨盆歪斜時會讓腰椎受力不均，有時可能造成椎間盤變形或腰椎周邊肌肉負擔過大。因此，可以藉由繃緊髖關節來預防腰痛！

藉由擴張橫膈膜來放鬆腹肌

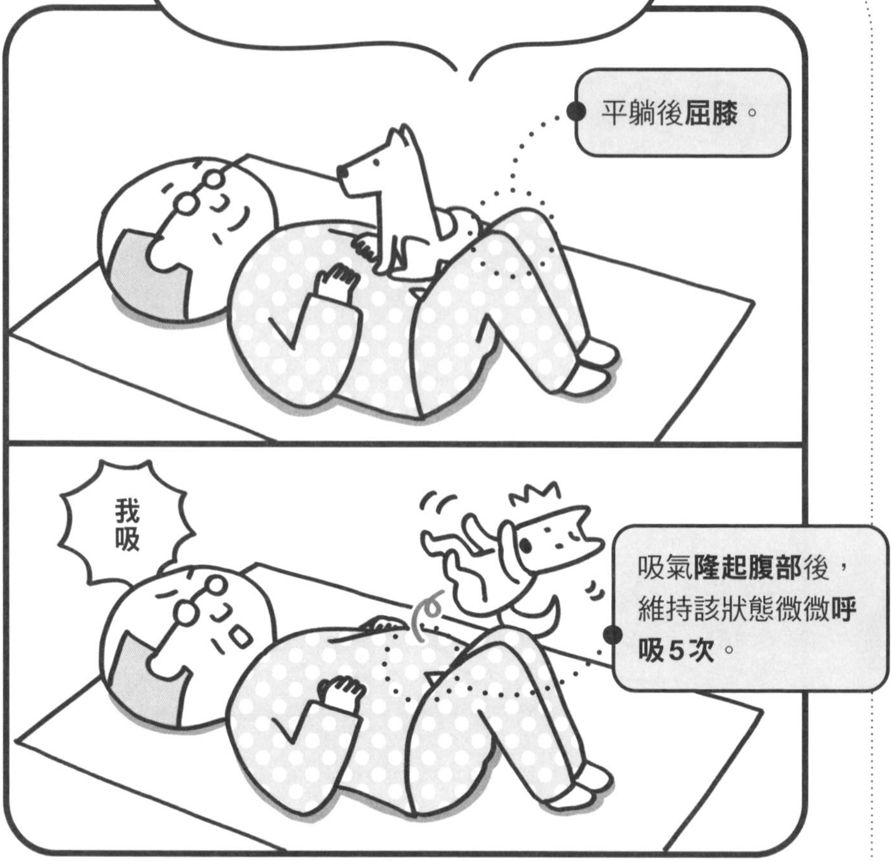
平躺後**屈膝**。
我吸
吸氣**隆起腹部**後，維持該狀態微微**呼吸5次**。

ONE POINT！

呼吸跟預防腰痛有非常大的關聯

經由呼吸鍛鍊橫膈膜的話，腹部內壓力會增加，強化腹部內側肌肉。當我們改用腹肌支撐身體後，也能減輕腰部負荷。

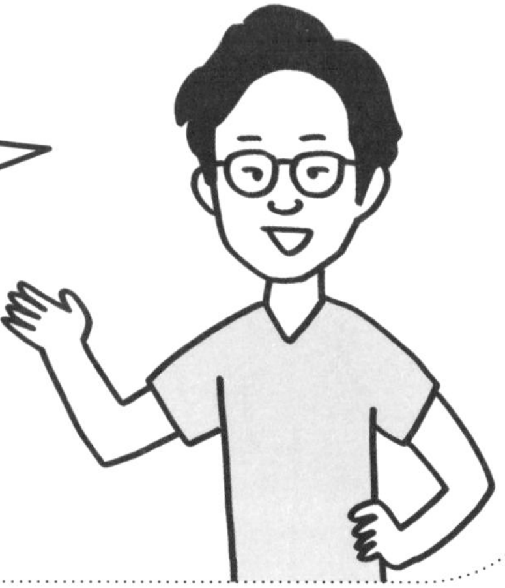

就算罹患腰椎滑脫症，也是要先矯正腰椎扭轉變形！

腰野小姐終於去醫院就醫，確定罹患了「腰椎滑脫症」。在那之後腰野小姐問我：「我得的不是椎管狹窄症，那我還是可以做矯正右旋的伸展操（第50頁）跟腰椎滑脫症型的伸展操（第62頁）嗎？」

我的回答是「完全沒問題！」

腰椎滑脫症的病因也在於腰椎扭轉變形。再加上有很多患者會從腰椎滑脫症惡化成椎管狹窄症，所以進行腰椎滑脫症型伸展操也可以預防這種問題發生。別說是一種了，最好是這兩種伸展操都要施行。

不過，椎管狹窄症患者中有人是往後仰會痛，也有人是往前彎會痛，每個人狀況都不同，因此做一樣的伸展操也不一定都會好轉。希望大家在第1章中找出適合自己類型的伸展操施行後，能在第2章努力進行進階版的肌力訓練。

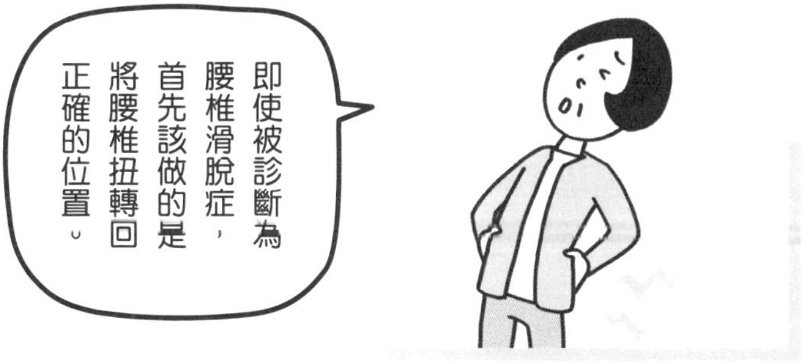
即使被診斷為腰椎滑脫症，首先該做的是將腰椎扭轉回正確的位置。

用不良於行的人也做得到的輕鬆肌肉訓練來鍛鍊腰腿

因為椎管狹窄症或腰椎滑脫症等疾病而腰痛時，是不是讓你提不起勁出門，在家的時間變長了呢？

因此運動量不足的人好像不在少數，運動不足會讓肌力下降，肌力衰弱後可能會影響到支撐身體、走路、抬東西等日常動作。且腰腿的肌肉如果太無力的話，跌倒的機率也會變高。

就算是為了要保持不傷腰的姿勢，也要好好地鍛鍊肌力。

話雖如此，腰痛的人不可以咬牙忍痛去做些強度太高的運動。

所以**先進行踏步之類的輕鬆訓練也好**，這個訓練運動只須要在家裡踏步就好，僅此而已非常簡單方便。

每天持續做些自己能力可及範圍內的運動，再逐步增加運動強度吧。

舉例來說，鍛鍊腰腿肌肉的最佳訓練運動就是深蹲，不過也不需要突然開始做訓練強度較大的深蹲。先從**抓住椅子或桌子起身之類的簡單動作開始慢慢訓練，等到自己做得到這個動作後再進入下個階段**，一步步增加訓練強度。

接下來要介紹的肌力訓練，是先從不良於行的人也做得到的簡單動作開始逐步增加難度，藉此鍛鍊肌肉的訓練運動。

從第1級到第4級，逐步鍛鍊下半身

第1級到第4級的訓練運動可以鍛鍊到的肌肉包含臀大肌（臀部）、股四頭肌（大腿前側）和腿後肌群（大腿後側）。這些肌肉如果太過無力就無法支撐身體，導致活動時產生的負重集中在腰部，引發腰痛或是讓腰痛惡化。此外，據說下半身肌肉佔全身肌肉的7成，當**下半身肌肉衰退時，新陳代謝也會跟著變慢，讓身體變成容易肥胖的體質，也會造成手腳冰冷**。

先將**第1級**（第82頁）的動作❶～❷視為1組運動，如果能在早中晚輕鬆各做10組，1天共做30組的話，就可以增加強度，改進行**第2級**（第83頁）的坐椅子站立動作，一樣早中晚做10組，1天共做30組（此時就不用再做第1級訓練運動了）。

接著連第2級訓練都做起來很輕鬆的話，就改成只做**第3級**（第84頁），目標為3～4天做1次，運動那天共做20組動作。

之後第3級訓練做起來也游刃有餘時，一樣再改成只做**第4級**（第86頁），目標為3～4天做1次，運動那天共做20組動作。連續做第4級的20組動作也綽綽有餘的人，可以在休息3分鐘後再做1次20組動作。

第3級跟第4級對肌肉來說負擔相當大。與其每天進行，更推薦**每3～4天做1次**，不僅能讓肌肉有時間恢復，**鍛鍊起來也更有效率**。或是1週做1次也能夠讓自己順利練出肌肉。

說不定有人會想問「高齡者也能練出肌肉嗎？」

即使年事已高，只要好好訓練的話就能增加肌肉量。

此時要稍微留意，絕對不可以為了鍛鍊腰腿肌肉而開始健走。雖然第3章也會再說明一次，不過走路的目的不是為了要鍛鍊肌肉，是為了要促進血液循環。因此，絕對不要勉強自己做出明明腰會痛卻拚命走1萬步之類的行為。

（小問答時間！）

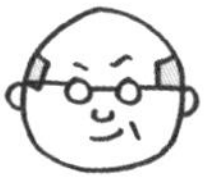

伊丹

聽說走路就能鍛鍊肌力，所以我早上跟傍晚帶小丸散步的時候都盡量走遠一點。我這麼做無法鍛鍊到肌肉嗎？

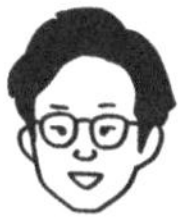

天道

很多人為了鍛鍊肌肉而走路走很遠，可是光健走是無法鍛鍊肌肉的。要鍛鍊肌力必須要對肌肉適度施壓。能對肌肉施壓的訓練運動就是深蹲。但是，走路也絕非毫無益處。它可以促進血液循環，也能活動到關節，稍微矯正腰椎扭轉變形。

（小問答時間！）

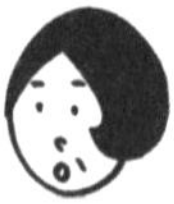

腰野

對於騎腳踏車很輕鬆的我，可以利用健身房裡的飛輪來訓練嗎？

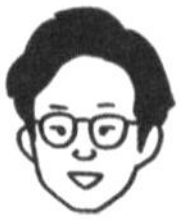

天道

飛輪是坐著訓練的運動，很適合椎管狹窄症或腰椎滑脫症的人。在網路上或是量販店等通路用1萬5千日圓左右的價格買台家用飛輪，在家訓練也不錯唷。

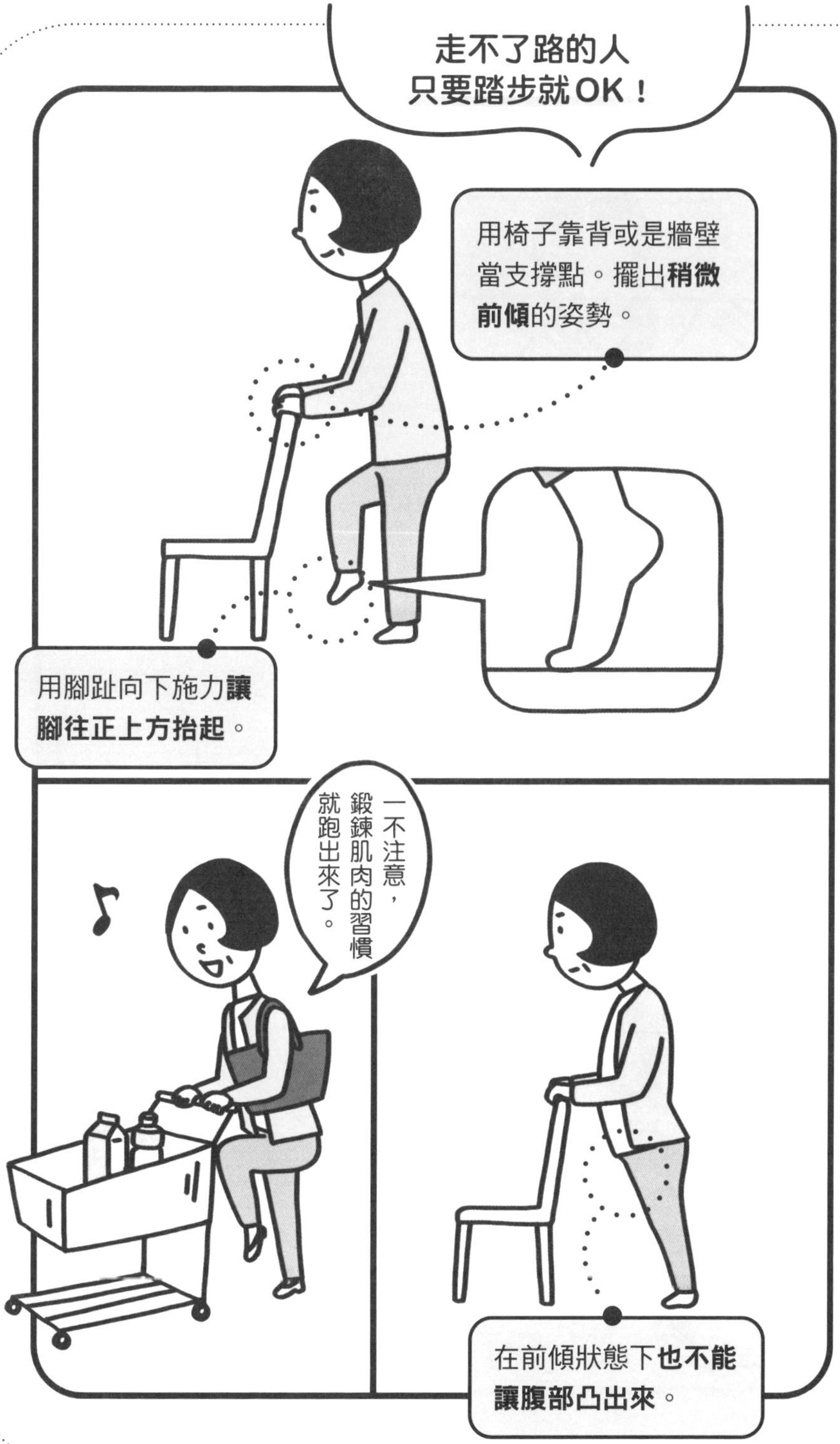
走不了路的人
只要踏步就OK！
用椅子靠背或是牆壁當支撐點。擺出**稍微前傾**的姿勢。
用腳趾向下施力**讓腳往正上方抬起**。
一不注意，
鍛鍊肌肉的習慣
就跑出來了。
在前傾狀態下**也不能讓腹部凸出來**。

大腿與臀部肌肉訓練 第1級

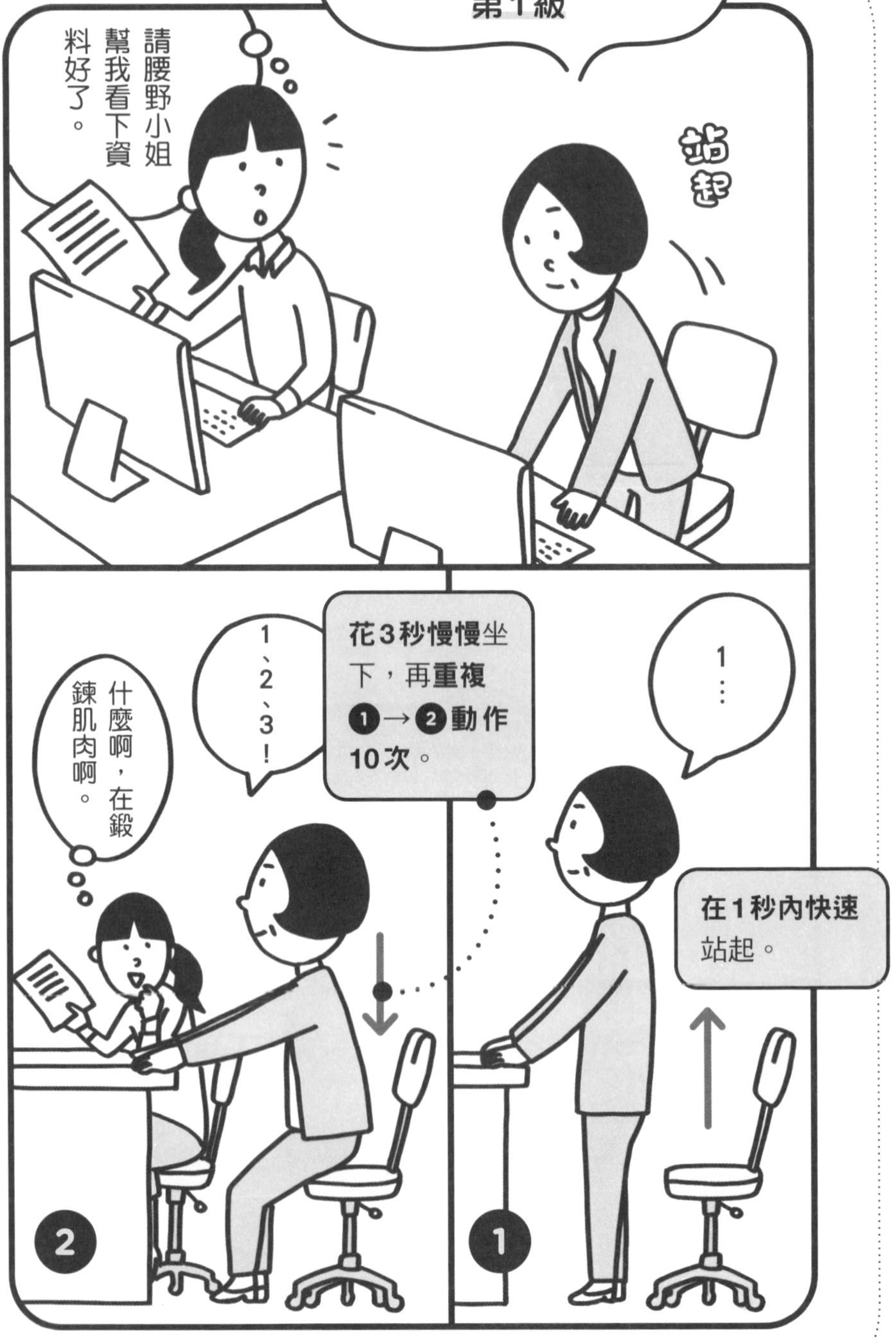
請腰野小姐幫我看下資料好了。
站起
1…
在1秒內快速站起。
1、2、3！
花3秒慢慢坐下，再重複❶→❷動作10次。
什麼啊，在鍛鍊肌肉啊。
1
2

大腿與臀部肌肉訓練 第2級

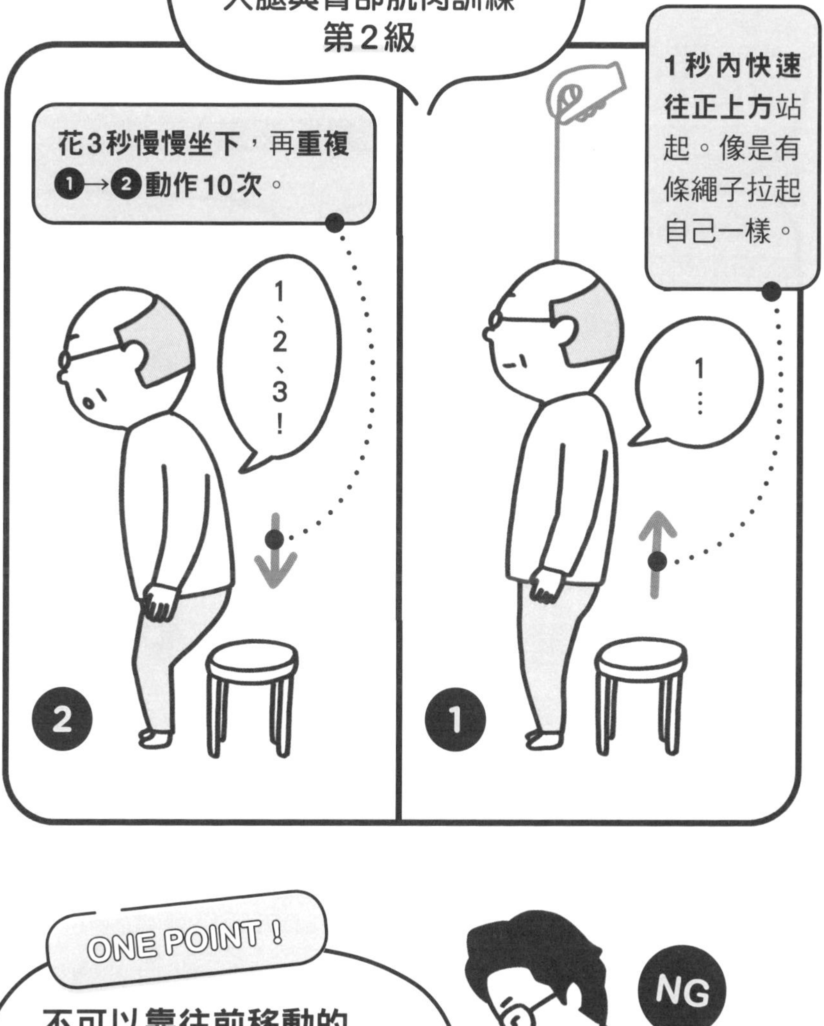
1秒內快速往正上方站起。像是有條繩子拉起自己一樣。
1……
1
花3秒慢慢坐下，再重複❶→❷動作10次。
1、2、3！
2

ONE POINT！

不可以靠往前移動的反作用力站立！

要刻意讓自己好好利用腿部肌肉往正上方站起。這個動作會鍛鍊到臀大肌（臀部）、股四頭肌（大腿前側）和腿後肌群（大腿後側）。

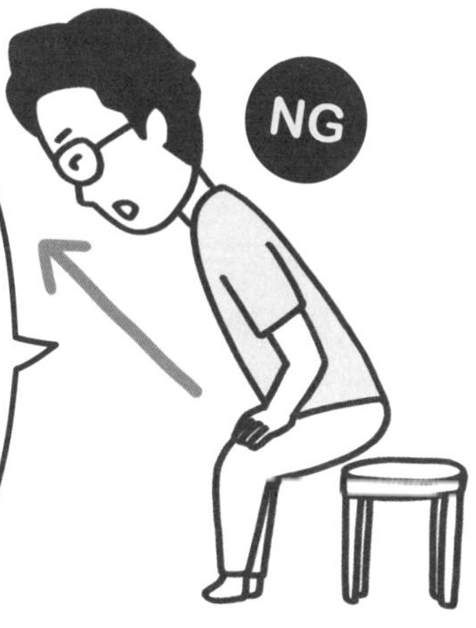
NG

高齡者更要嘗試的肌肉訓練

第3級（簡易版深蹲）

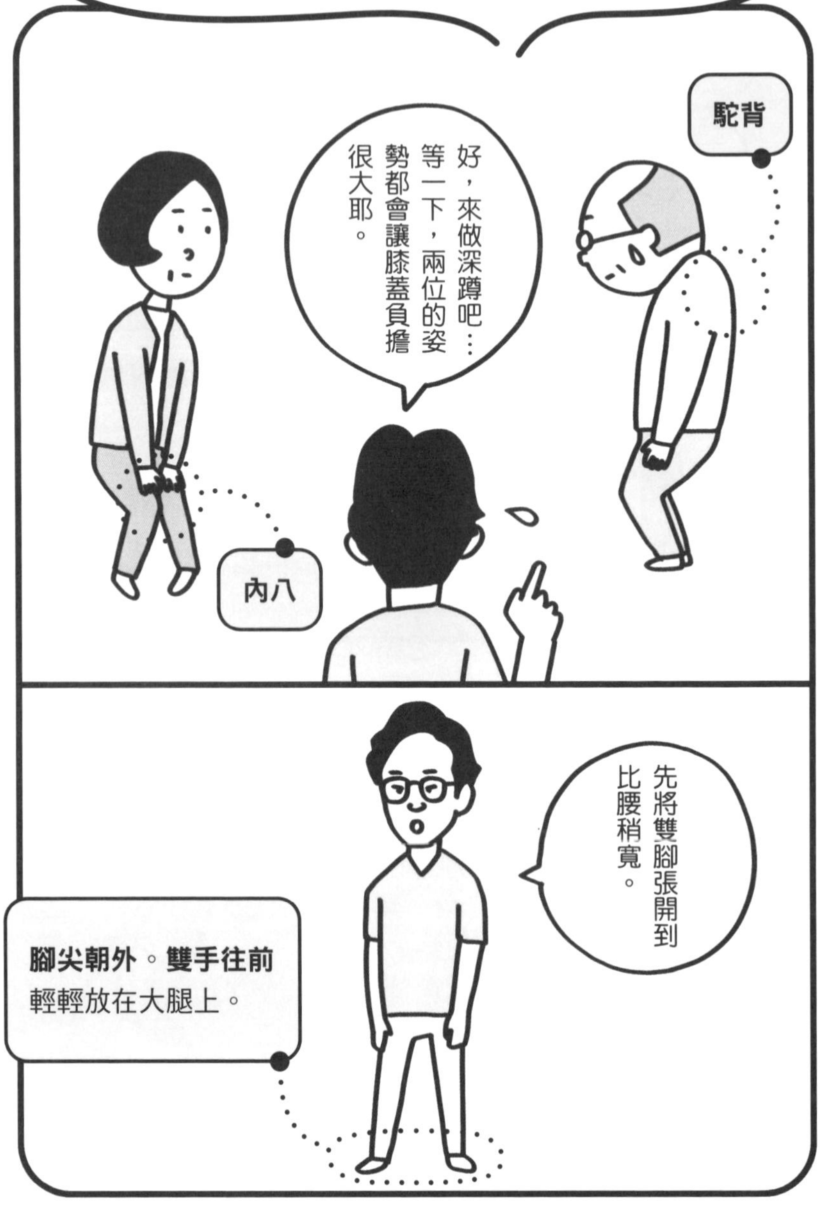
駝背
好，來做深蹲吧……等一下，兩位的姿勢都會讓膝蓋負擔很大耶。
內八
先將雙腳張開到比腰稍寬。
腳尖朝外。雙手往前輕輕放在大腿上。

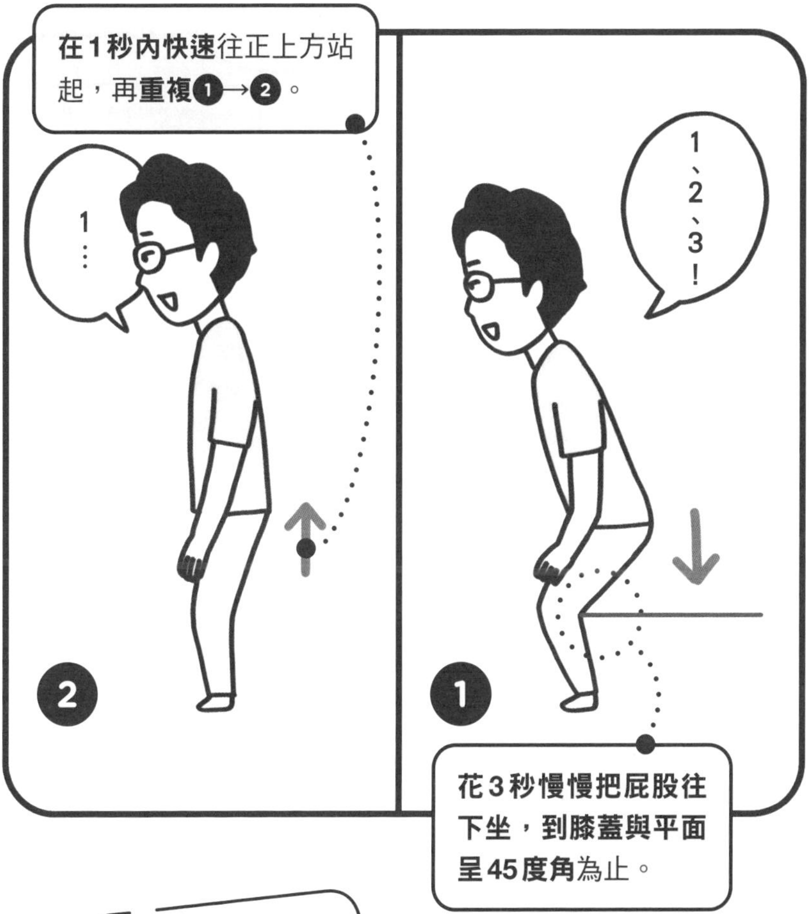
1、2、3！
花3秒慢慢把屁股往下坐，到膝蓋與平面呈45度角為止。
1
1…
2
在1秒內快速往正上方站起，再重複❶→❷。

ONE POINT！

目標為每3~4天訓練1次，訓練當天要做20組！

用彎曲股關節臀部突出的姿勢來訓練。跟第2級一樣能鍛鍊到臀大肌（臀部）、股四頭肌（大腿前側）和腿後肌群（大腿後側），加強下半身肌肉。

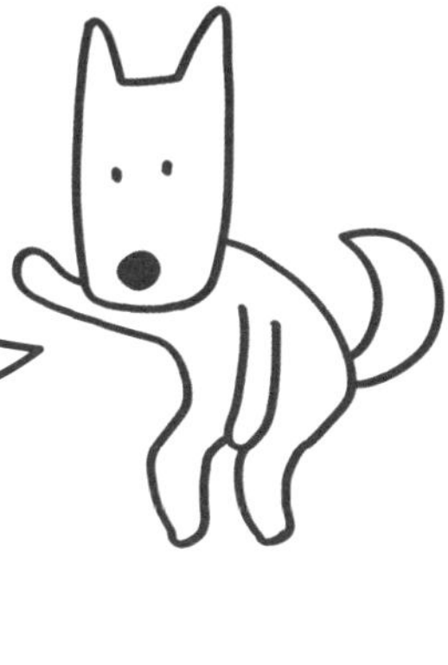

大腿與臀部肌肉訓練
第4級（深蹲）

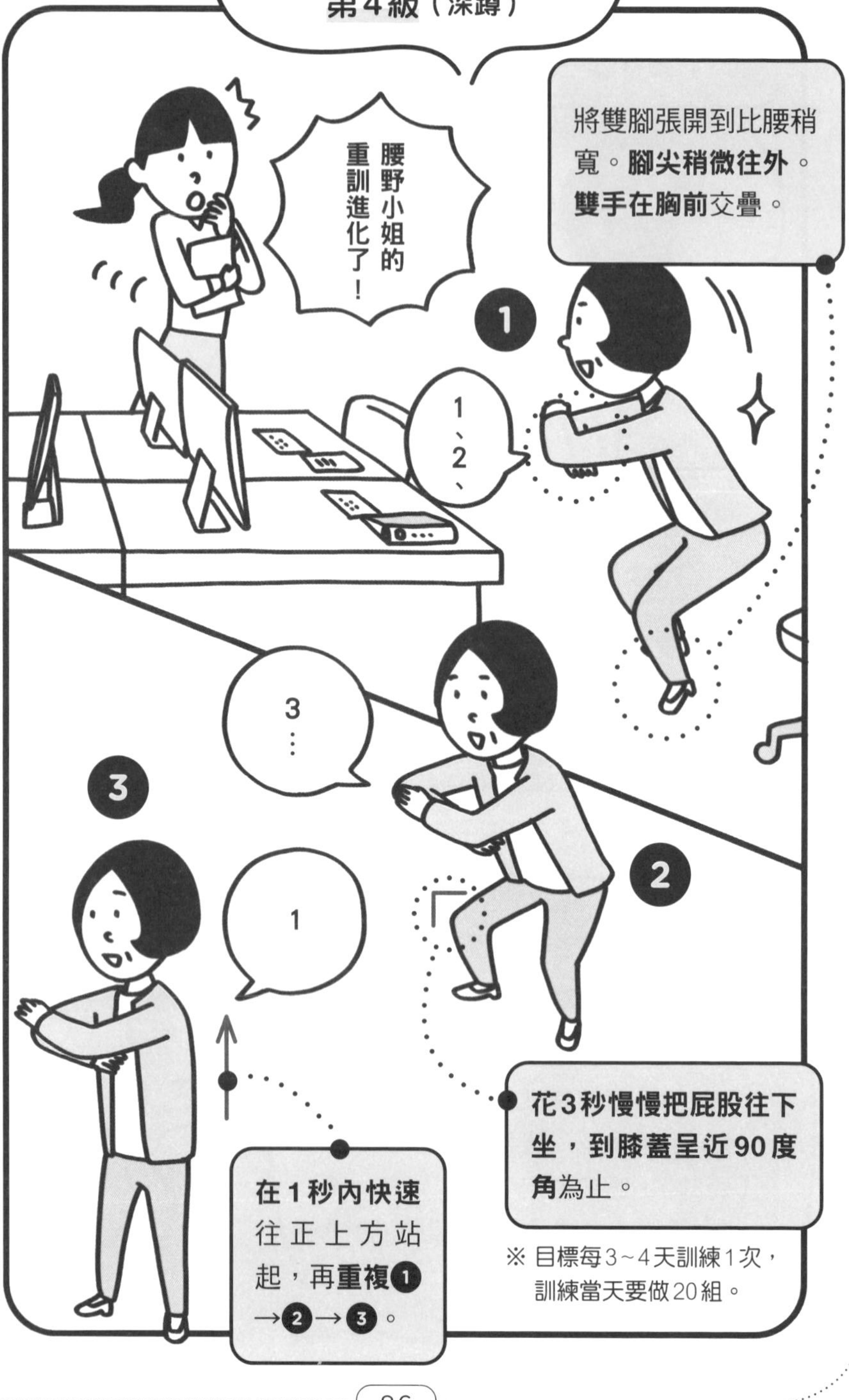
腰野小姐的重訓進化了！
將雙腳張開到比腰稍寬。**腳尖稍微往外**。**雙手在胸前**交疊。
1
1、2、
3…
3
2
1
花3秒慢慢把屁股往下坐，到膝蓋呈近90度角為止。
在1秒內快速往正上方站起，再重複❶→❷→❸。

※ 目標每3～4天訓練1次，訓練當天要做20組。

天道專欄3

女性或高齡者特別缺乏的「蛋白質」

我們的身體是由攝取的食物所構成的。最重要的3種營養素是蛋白質、脂質與碳水化合物。在這3種營養素中尤其蛋白質最容易缺乏（因為就算吃外食也很好攝取到油脂裡的脂質或麵包和米飯裡的碳水化合物）。蛋白質是製造肌肉、骨骼以及血液的材料，所以要記得特別積極攝取蛋白質喔。

每天至少要吃到「體重X1g」的蛋白質。製造肌肉的材料就是蛋白質。體重50kg的人每天要從肉、魚、蛋或牛奶等食物中攝取到至少50g蛋白質。很難透過用餐攝取這麼多蛋白質的人，建議從藥局等地方販售的「乳清蛋白」（取自牛奶的動物性蛋白質）補充攝取。

（　）內數字為蛋白質含量

雞胸肉100g（24g）、生鮪魚紅肉100g（21g）、鹽烤鯖魚1片120g（20g）、中型雞蛋1顆（7g）、牛奶1杯200㎖（7g）

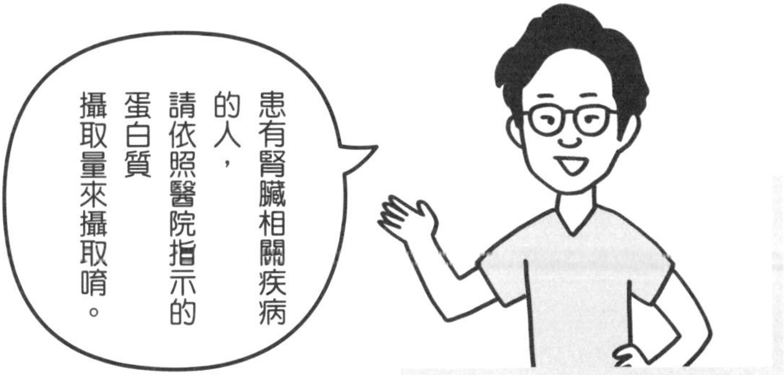
患有腎臟相關疾病的人，請依照醫院指示的蛋白質攝取量來攝取唷。

支撐上半身，減輕腰部負擔的核心肌群「腹肌」訓練

「腹肌」為腹直肌、腹外斜肌、腹內斜肌與腹橫肌的總稱。位於腹部前方的是腹直肌，側腹外側的是腹外斜肌，側腹內側的是腹內斜肌，而在上述3處肌肉內側的則是腹橫肌。

腹直肌作用在於幫助身體前屈，腹外斜肌和腹內斜肌則是幫助身體側屈及轉身。此外，腹內斜肌還會幫助固定內臟，腹橫肌也會幫助支撐脊椎。腹式呼吸就是靠移動橫隔膜與腹橫肌，使呼吸的空間變大，吸入更多的氧氣。

腹肌是身體彎曲、伸展、轉身、保持姿勢時不可或缺的肌肉。

而且它**跟背肌一起擔負著支撐上半身重量的任務**。

拿起重物等情況時，人會自然地用腹部出力，這是因為腹肌跟背肌發揮作用，讓腹腔（腹部內部空間）變窄並造成腹壓增加，藉此支撐脊椎。**腹肌就像束腹，將腰部腹部穩穩固定住**。

因此，當腹肌開始無力時，腰部負擔會跟著增加而容易腰痛。

平時就施行訓練運動來鍛鍊腹肌吧。緊實的腹肌也能拉高內臟位置，避免下腹部凸出。體型也會更好看。

腹肌訓練也會鍛鍊到髂腰肌。

髂腰肌是負責彎曲或伸展髖關節的肌肉，當髂腰肌活動不順暢時會很難抬腳，導致上下樓梯變得更加困難，再加上如果腳抬得不夠高，即使路面的段差不大，也很可能會誤踢而跌倒。

而且如果**髂腰肌的肌力下滑，骨盆會開始往後傾，有可能會讓原本彎曲成S型的脊椎變直**。而身體為了保持平衡會讓頭部往前移，就可能造成駝背。

腹肌和背肌都是負責保持姿勢，減輕脊椎負擔並穩定身體的肌肉。請把**髂腰肌視為讓髖關節活動更順暢，預防跌倒的肌肉**。

腹肌訓練也有分等級，所以請視身體狀況，從適合自己的等級開始訓練。千萬不要認為「再痛苦也要咬牙硬撐下去」。

壓迫性骨折與椎管狹窄症的密切關聯

壓迫性骨折好發於高齡女性。幾乎所有壓迫性骨折都與骨質疏鬆症相有關，由於跌坐或跌倒帶來的衝擊，造成脊椎椎體塌陷所引發的骨折。

壓迫性骨折使腰椎椎骨塌陷後，壓縮到椎管，可能會間接引發椎管狹窄症。另一方面，也可能因為罹患椎管狹窄症而減少走路機會，導致肌力更加衰退，椎骨負擔變大，最後引起壓迫性骨折。

由此可知，壓迫性骨折跟椎管狹窄症之間關聯密切。為了背痛或腰痛去看醫生，拍X光片或MRI（核磁共振）之後，同時診斷出壓迫性骨折跟椎管狹窄症的病例也並不少見。

大家有聽過「活動趨緩症候群」嗎？它指的是因為骨骼、關節或肌肉退化，使活動機能低落的狀態。如果惡化的話，人很容易會骨折或跌倒，因此預防活動趨緩症候群相當重要。

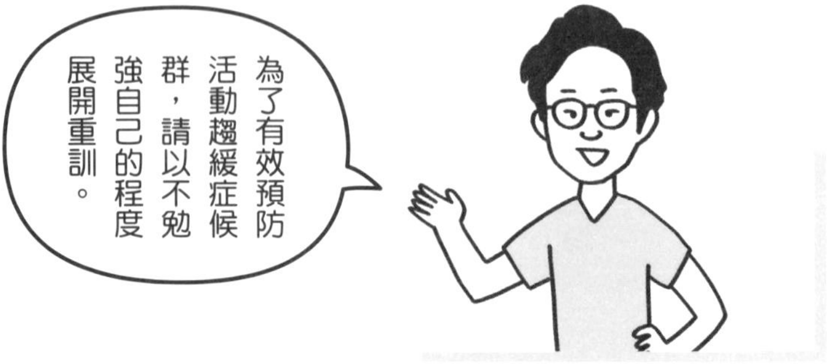
為了有效預防活動趨緩症候群，請以不勉強自己的程度展開重訓。

用呼吸鍛鍊 腹肌訓練第1級

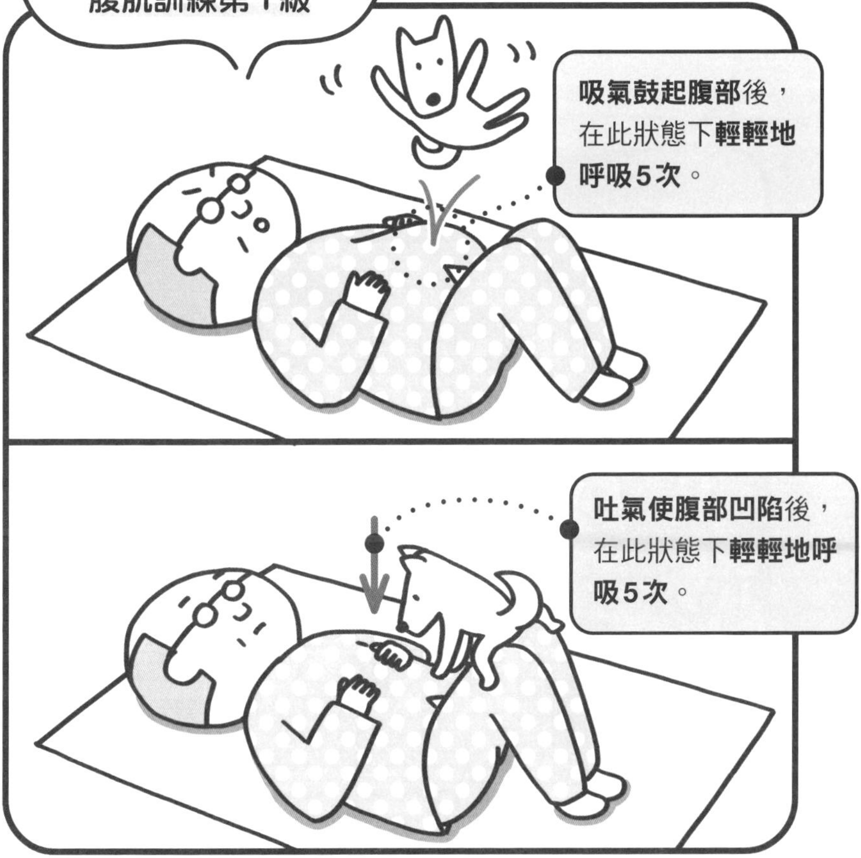
吸氣鼓起腹部後，
在此狀態下**輕輕地**
呼吸5次。
吐氣使腹部凹陷後，
在此狀態下**輕輕地呼**
吸5次。

ONE POINT！

縮起腹部 輕鬆鍛鍊腹肌

縮起腹部就能鍛鍊腹肌（腹橫肌、腹外斜肌、腹內斜肌、腹直肌）。腹肌變緊實後，就能預防小腹凸出，也能減輕腰部負擔。

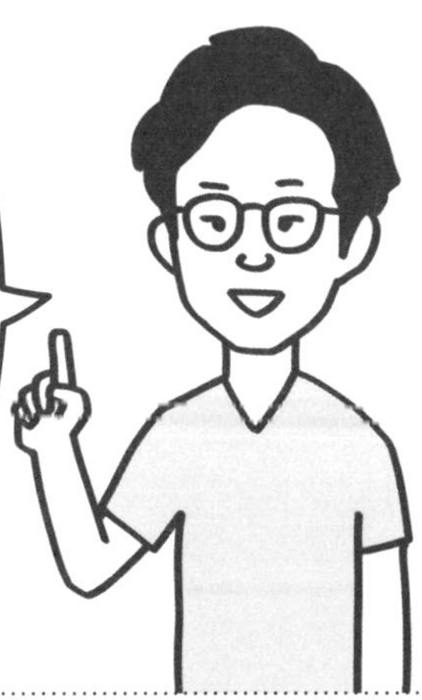

預防腰椎扭轉變形
腹肌訓練第2級

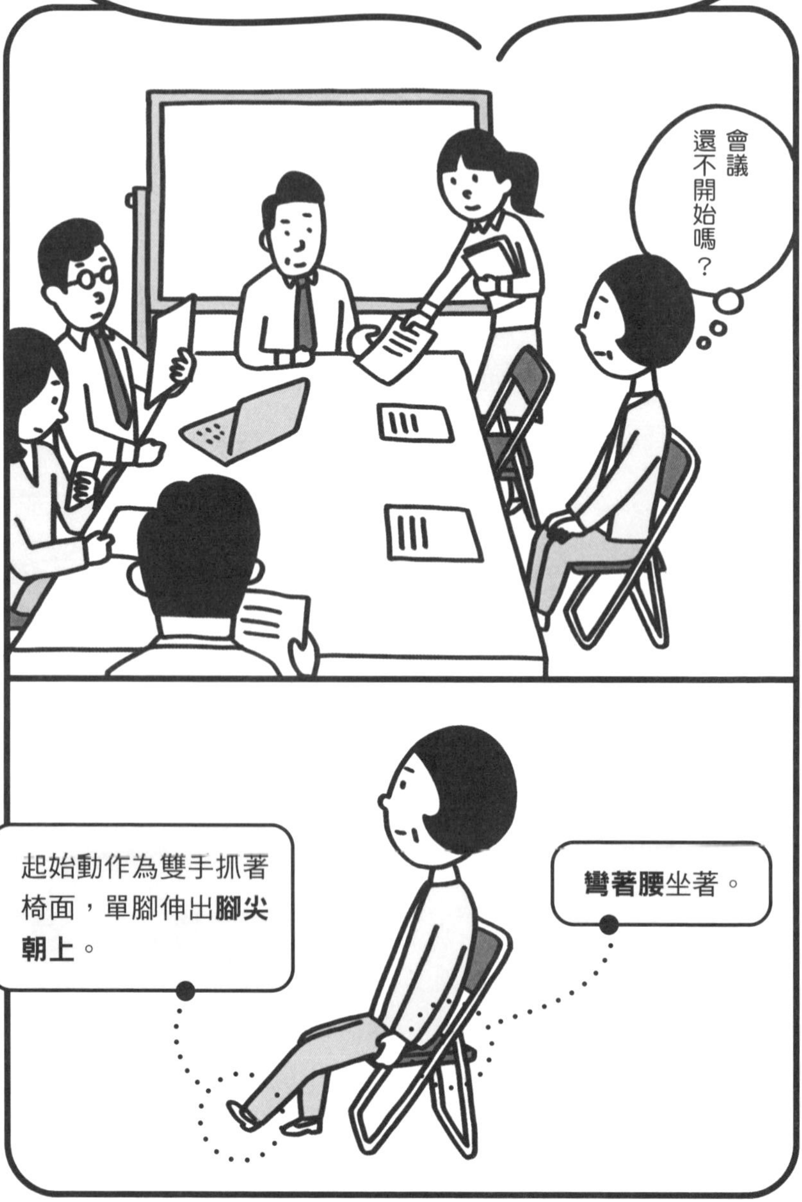

會議還不開始嗎？
起始動作為雙手抓著椅面，單腳伸出**腳尖朝上**。
彎著腰坐著。

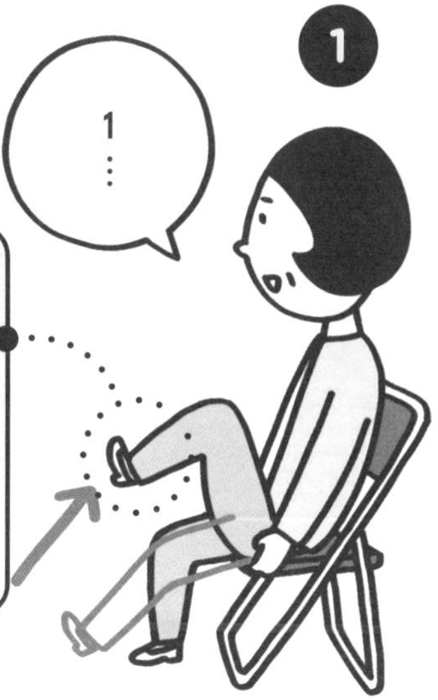

雙手持續抓著椅面，**腳尖朝上並讓膝蓋往自己的方向彎曲**（在自己可彎曲範圍內即可）。彎曲動作請在**1秒內**完成。

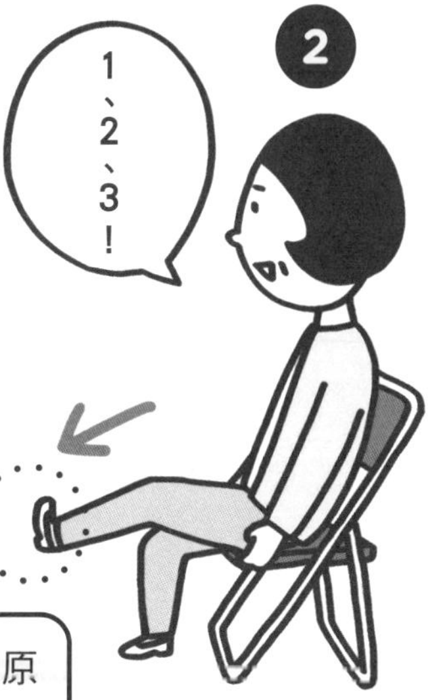

保持腳尖朝上的狀態，**3秒後**把腳放回地上。

在花3秒慢慢把腳尖收回原位**重複❶→❷動作3次**。

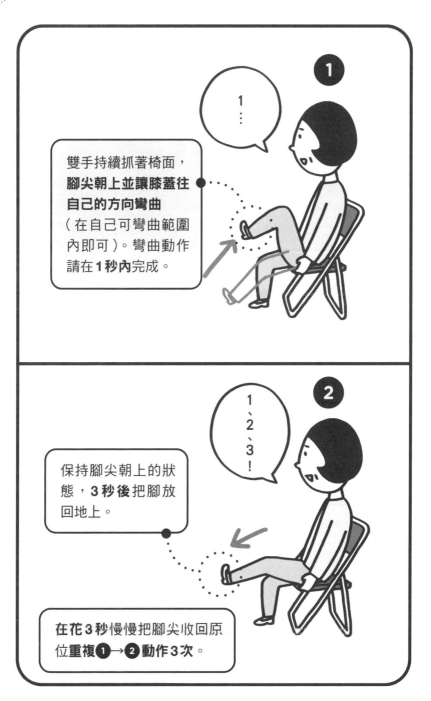

更加進化！
腹肌訓練第3級

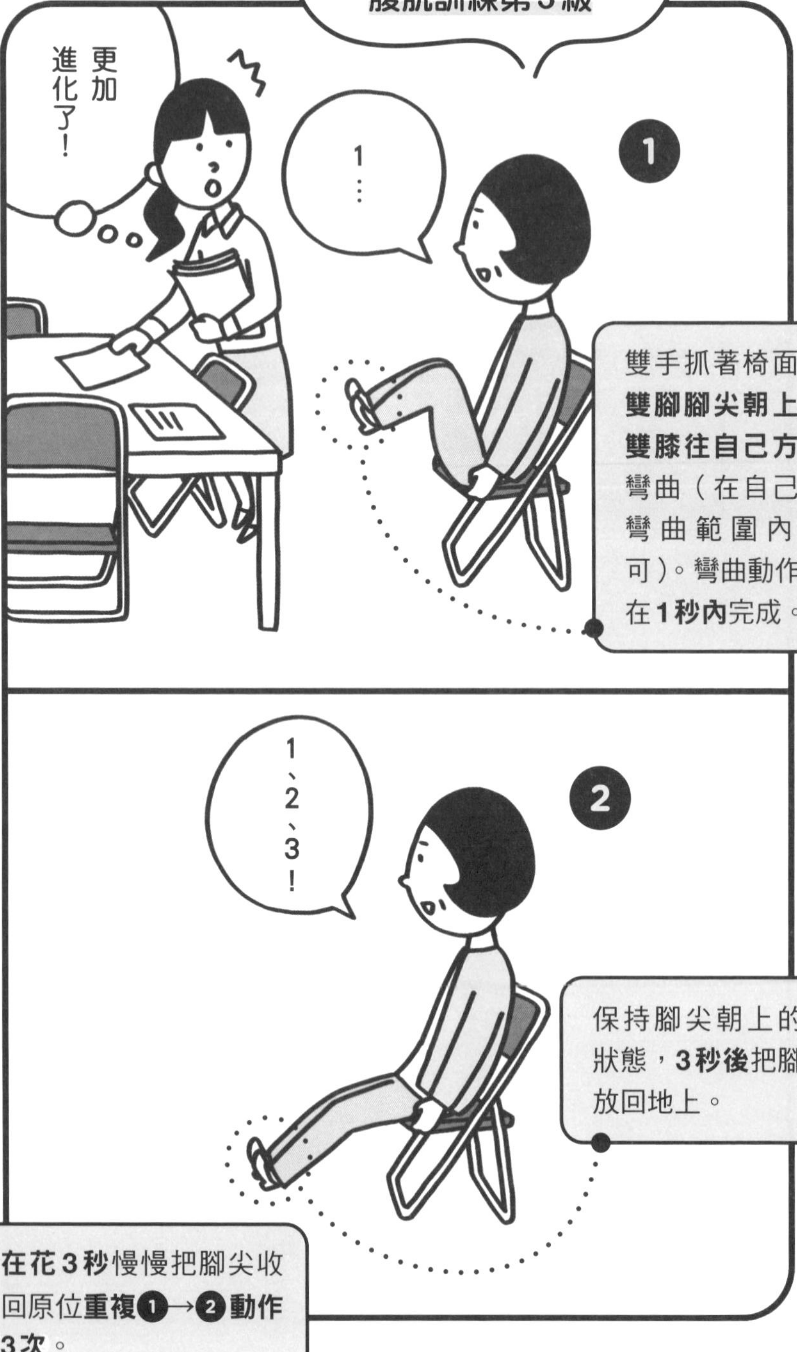

❶ 雙手抓著椅面，**雙腳腳尖朝上，雙膝往自己方向**彎曲（在自己可彎曲範圍內即可）。彎曲動作請在**1秒內**完成。

❷ 保持腳尖朝上的狀態，**3秒後**把腳放回地上。

在花3秒慢慢把腳尖收回原位**重複❶→❷動作3次**。

第3章

其實都在折磨腰！絕對不能做的生活習慣

習慣1

坐在地上是NG行為！與其坐著不如躺著

椎管狹窄症或腰椎滑脫症的原因在於腰椎扭轉變形。可是，我們在日常生活中會不自覺扭轉身體，擺出扭轉到腰椎的姿勢。就算做了矯正腰椎扭轉變形的伸展操或肌肉訓練，沒改正平時扭轉腰椎的生活習慣的話，扭轉就會再度發作惡化。

為了預防腰椎扭轉變形，我將列舉出幾個「絕對不能做的生活習慣」。

駝背的舒服姿勢易使症狀復發

應該有許多高齡者平時都習慣席地而坐，說不定有人覺得隨意坐在地上比坐在椅子或沙發上更舒適。

即使現代人的生活型態西化，仍有會把暖爐桌搬到客廳裡坐著取暖過冬的人在。

然而罹患椎管狹窄症之後，只要走一小段路就會痛的間歇性跛行症狀，會讓患者變得不想外出、席地而坐，冬天一到就坐進暖爐桌中取暖，而駝背就成了最舒服的姿勢。

但其實這個「舒服」、「不會痛」的姿勢中隱藏著惡化椎管狹窄症的圈套。

認為「因為駝背很舒服不會痛，可以改善症狀」的人，還有說著「舒服的姿勢有什麼不好？」的人，或是聽信「狹窄症患者挺腰的話症狀會更嚴重，所以彎腰姿勢最好」此類資訊，就時常彎腰的人其實比想像中多很多。

為了不讓症狀更加惡化，蜷起背部一直坐著比較好——這個想法跟資訊是錯誤的。在序章（第34頁）也提到過以蜷著背的駝背狀態，坐著看電視會造成腰椎負擔且扭轉變形。

假設開刀動手術後症狀有所改善，但繼續駝背坐著的話，腰椎就會再次變形，讓疼痛等症狀復發。

躺著或走路才能預防腰椎扭轉變形

對椎管狹窄症患者來說，與其坐在地上看電視，不如躺著看電視的姿勢更適合他們。因為躺著可以防止腰椎扭轉變形。

躺著看電視的時候記得要偶爾換邊。先是往左邊側躺的話，過了一陣子就要改成往右邊側躺，然後再過一陣子再換回往左側躺。

話雖如此，年長者接受的生活教育裡認為「躺著看電視太沒家教了」，對他們而言實在很難用這個姿勢看電視。如果要坐著看電視的話，請坐在椅子或沙發上正對電視，不要扭轉到身體。

另外，就算再怎麼舒服也不建議一整天待在家裡不動，這會讓背肌跟腹肌肌力逐漸衰弱。推薦進行第2章裡介紹的「輕鬆伸展操&肌力訓練」。

此外，多走路促進血液循環吧。走走停停也無妨，只要散步的話血流也會變得更順暢，舒緩僵硬的肌肉與疼痛。

習慣2

不要再坐和室椅或側坐，坐地上時的舒適坐法

基本上坐在地板上就對身體不好，尤其是雙腳併攏側放的側坐姿勢特別糟糕。還有抱膝坐姿跟常見於女性的鴨子坐等都會造成腰椎扭轉變形。

坐在地板上時唯一合適的姿勢就是跪坐。而且不是雙腳腳底在屁股下交疊的那種跪坐，是**只有雙腳大拇趾交疊的正確跪坐姿勢**。不過，就算是跪坐也**不要坐超過15分鐘**。會讓腳的血液循環會變差。

一定得坐在榻榻米上的時候最好能使用榻榻米專用的座敷椅。

話說回來，那盤腿坐呢？

可以的話也想請大家盡量避免盤腿坐，無論如何都得盤腿坐的話，也請坐在對折的座墊上，或是把摺好的毛巾墊在屁股下再盤腿。這樣一來骨盆有所支撐，可以減少腰椎上的負擔。盤腿坐時也別忘了要時常替換雙腳的上下位置喔。

正確跪坐姿勢

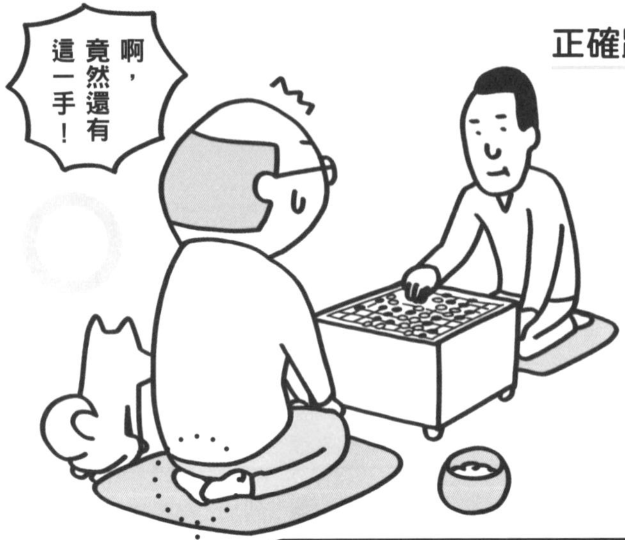

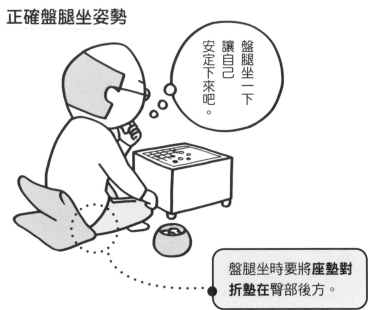

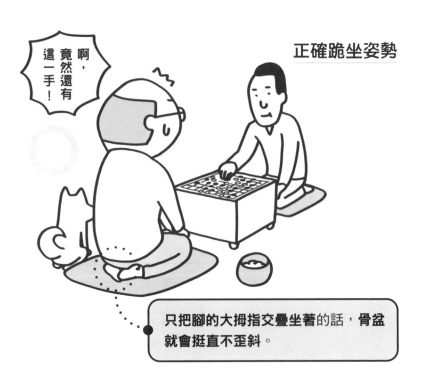

只把腳的大拇指交疊坐著的話，**骨盆就會挺直不歪斜**。

正確盤腿坐姿勢

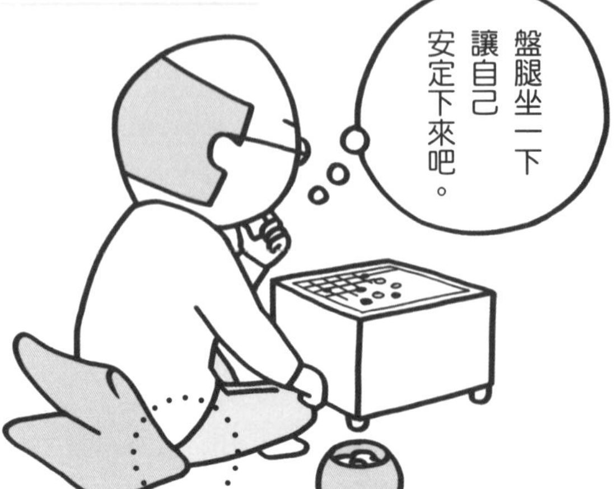

盤腿坐時要將**座墊對折墊在**臀部後方。

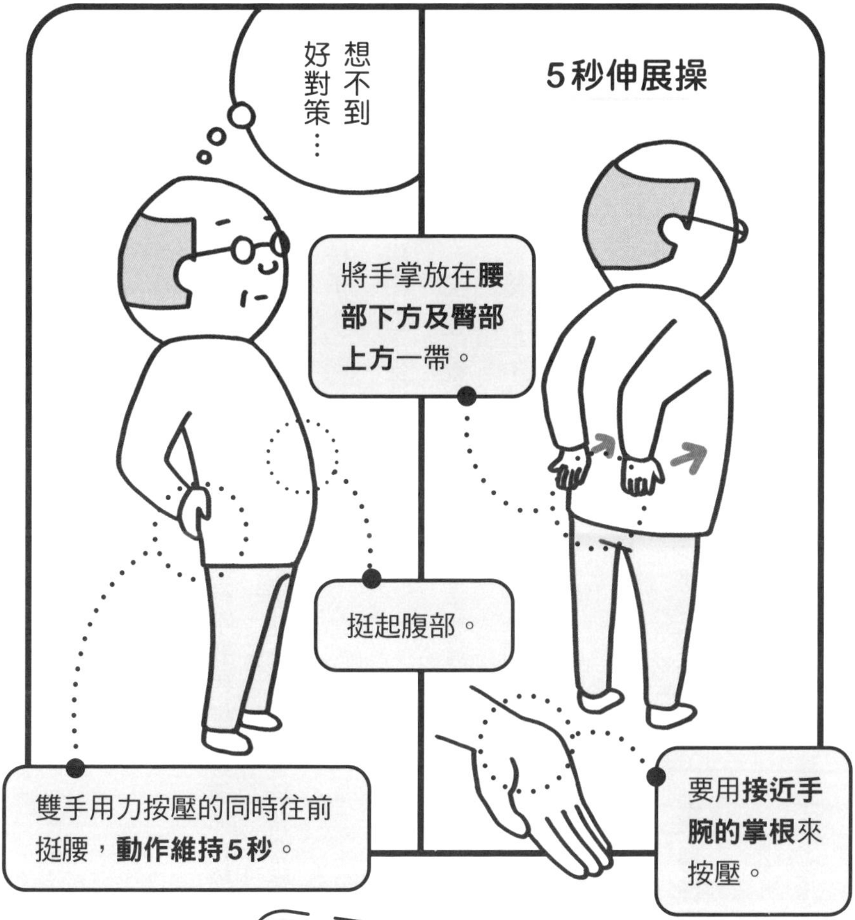

ONE POINT！

持續相同姿勢大不可！
每30分鐘就要換個姿勢

即使姿勢正確，也不能一直維持同一個姿勢。如果挺腰會不舒服，在可接受範圍內挺腰就好。每30分鐘1次，或是至少每1個小時1次，進行5秒伸展操喔汪！

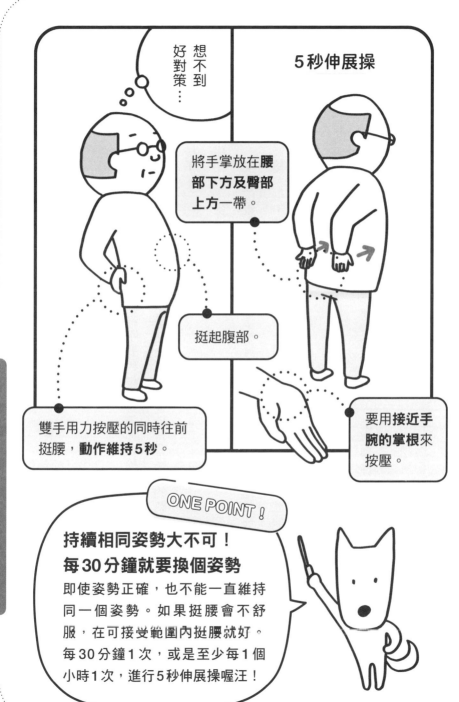

坐椅子時要捲毛巾放在背後

坐椅子時也有件事想請大家留意，就是不要再把全身倚靠在椅背上。最推薦的坐法已標示在104頁。要避免坐在扭轉椅或是椅背會移動的躺椅等椅子上，要坐就坐最一般的椅子。

在此簡單說明一下坐法。

坐椅子時，坐的位置要離椅背約1個拳頭寬，記得測距時拳頭拇指要在上方。接著將捲好的毛巾放在背後，毛巾的位置大約是肚臍上面1個拳頭高。坐下時腳底要緊貼地上，讓腳尖跟膝蓋正對前方。

腰椎往右扭轉時，身體會出現下半身習慣往右轉、上半身往左轉的狀況，相反地，**腰椎往左扭轉時，身體會出現下半身習慣往左轉、上半身往右轉的狀況**。坐椅子時請留意自己是不是有這些習慣。

如果椅面是易滑材質，容易讓身體滑來滑去的話，建議鋪上止滑椅墊。

最佳的椅子高度為腳碰到地板時，膝蓋與髖關節會呈90度角。

不久坐、不挺腰、翹腳要換邊

坐在椅子上的時候，上半身與下半身要盡量朝正面坐。話雖如此，我不會要求大家「坐椅子時身體請一直面朝前方，而且要挺直腰桿」。**也許大家會認為用正確的姿勢一直坐著是件好事，但是不管姿勢再怎麼正確，還是會讓背肌過於緊繃，反而使得腰開始疼痛。姿勢再怎麼正確，只要持續維持同個姿勢還是會造成腰的負擔**。

請每坐5分鐘就稍微前後左右動一下屁股。可以的話每坐30分鐘，或至少每坐1個小時就要站起來，把手放在腰下、屁股上的位置，接著稍微後仰伸展5秒鐘（第101頁）。

有人一坐到椅子上就立刻翹起二郎腿，有這種習慣的人腰椎可能已經扭轉變形了。正因為腰椎扭轉變形，翹起腳來身體才比較好找到平衡，且感覺比較輕鬆。原本想請各位不要翹腳，但若無論如何都想翹腳的話，請時常換腳翹。例如先翹右腳的話就改翹左腳，翹左腳的話就換翹右腳等等頻繁地換邊翹腳。

改變坐姿
疼痛痠麻就會消失

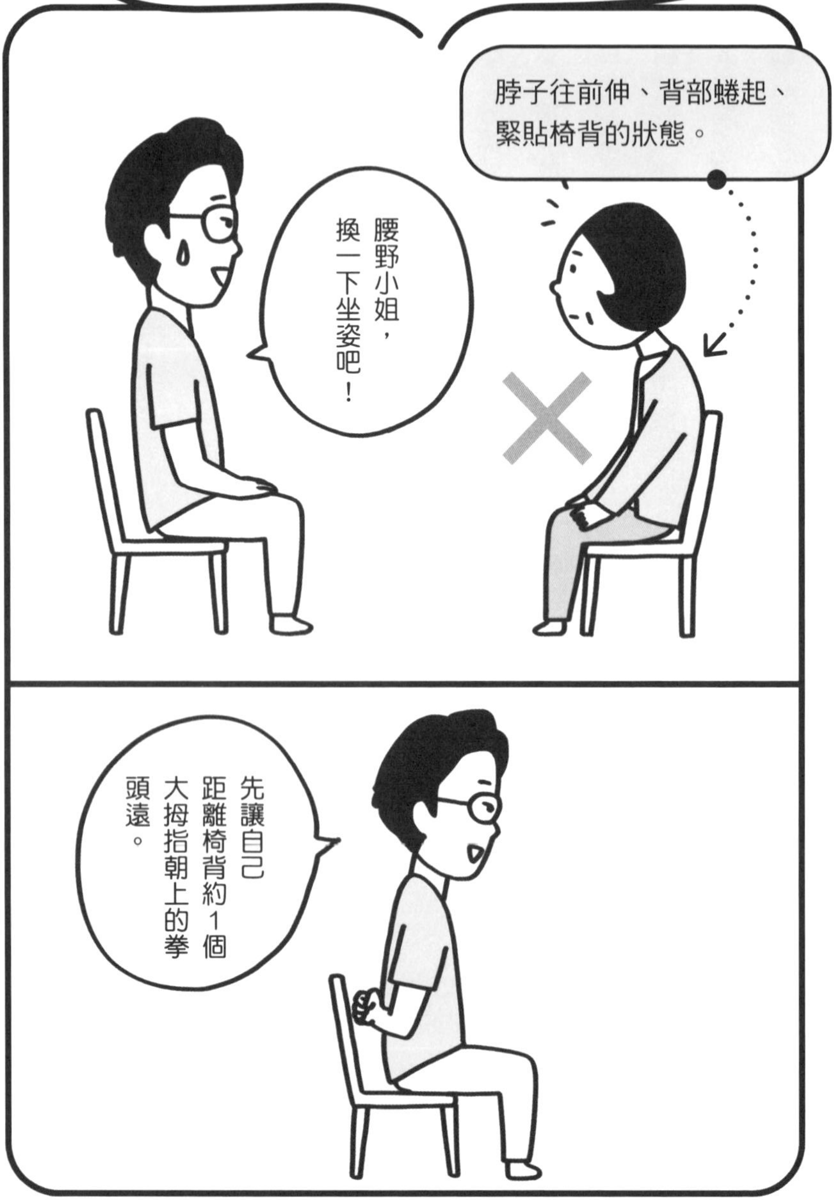

腰野小姐，換一下坐姿吧！
脖子往前伸、背部蜷起、緊貼椅背的狀態。
先讓自己距離椅背約1個大拇指朝上的拳頭遠。

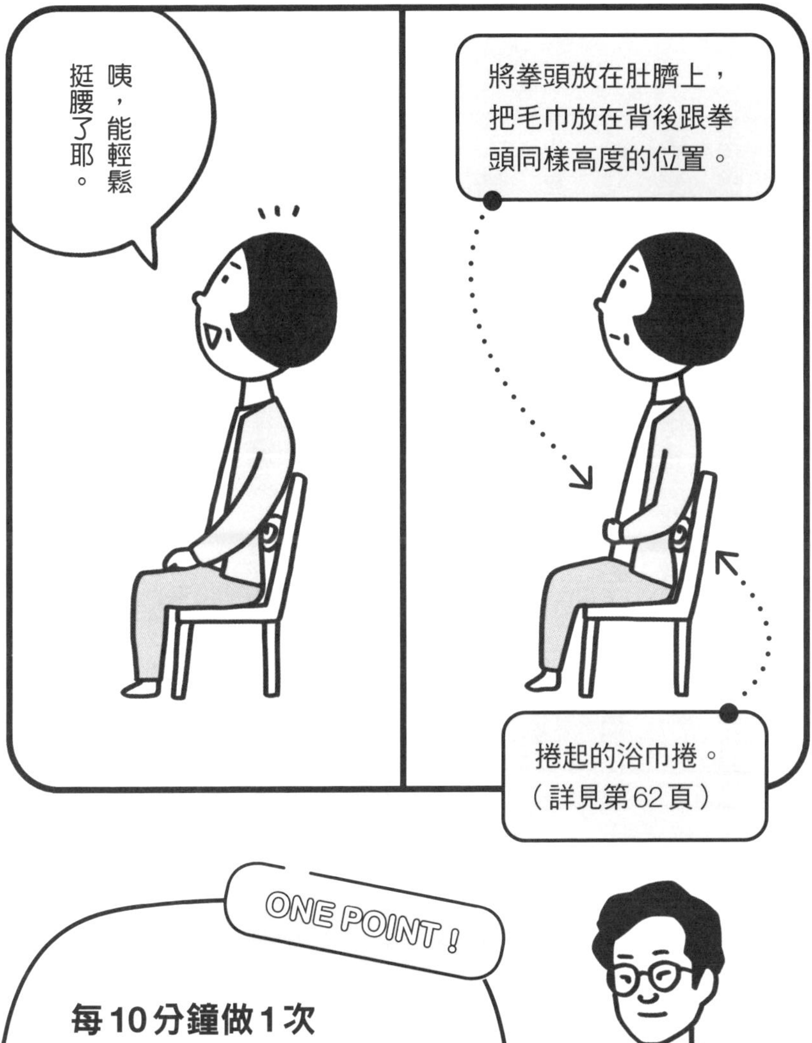
咦，能輕鬆挺腰了耶。
將拳頭放在肚臍上，把毛巾放在背後跟拳頭同樣高度的位置。
捲起的浴巾捲。（詳見第62頁）

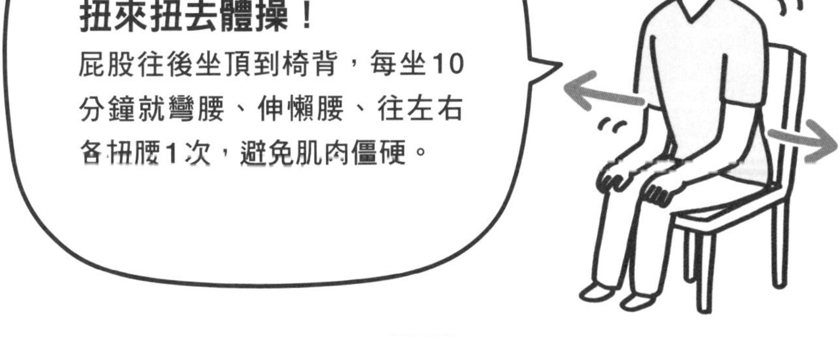
ONE POINT！
每10分鐘做1次
扭來扭去體操！
屁股往後坐頂到椅背，每坐10分鐘就彎腰、伸懶腰、往左右各扭腰1次，避免肌肉僵硬。

習慣3

不要靠健走來鍛鍊肌肉

肌肉不能靠自己努力健走好幾小時來鍛鍊，想鍛練肌肉的話請試試第2章所介紹的肌肉訓練運動。

既然如此，為什麼還是建議人們健走呢？我在此稍微詳細解說一下。

健走的目的在於活動身體，促進血液循環。

活動身體後關節動起來會更順暢。健走是種全身運動，腳會往前踢，會擺動手臂，所以關節也會跟著活動起來。

待在家裡的時候我們應該都會擺出蜷著背又輕鬆的姿勢。導致關節大動作活動機會減少，變得越來越僵硬。這個僵硬會引起腰椎扭轉變形。

走路能活動關節跟肌肉，舒緩僵硬，不但能預防扭轉惡化，關節的動作也會越來越順暢。

舒緩因「內臟體壁反射」變硬的背部肌肉

話說，肝臟疲乏的話有時候會讓背部肌肉變硬。肝臟疲乏的原因並不是只有暴飲暴食。

服用藥物也會造成肝臟疲乏。每天吃好幾顆止痛藥或降血壓藥等各種藥物的人，其肝臟處於不眠不休的工作狀態。解毒是肝臟的功能之一，長期服用許多藥物的話有時會讓肝臟的解毒作用過度運作，使肝臟疲乏。

那麼，為什麼肝臟疲乏會讓背部肌肉僵硬呢？

不只是肝臟，任何內臟疲勞時都會透過自律神經將疲勞感傳到大腦，這個疲勞感會轉變為肌肉僵硬或疼痛表現在我們身體上。這種情況稱為「內臟體壁反射」。

為了緩解椎管狹窄症或腰椎滑脫症等病症帶來的腰痛而長期服用止痛藥，有時會讓肝臟感到疲勞。然後藉由內臟體壁反射使背部肌肉緊繃僵硬。肌肉僵硬會拉扯到腰椎，造成腰椎上的扭轉變形僵化，恐怕會讓腰痛越來越嚴重。

此時，可以健走促進血液循環來舒緩肌肉。

每週走2～3次，每次走約15分鐘就足夠。

反倒是每天努力走超過30分鐘的人，會因為每天進行這種有氧運動，讓體內產生更多活性氧來氧化細胞。

細胞氧化後不只會增加罹患癌症或心臟病等疾病的風險，也會促進老化。

更糟糕的是會無法消除疲勞，使內臟機能低下。

覺得腰痛太痛苦的人可以改成推著購物車走路或是在家原地踏步都好（第81頁）。既然腰會痛，就不要勉強自己為了鍛練肌肉而健走。

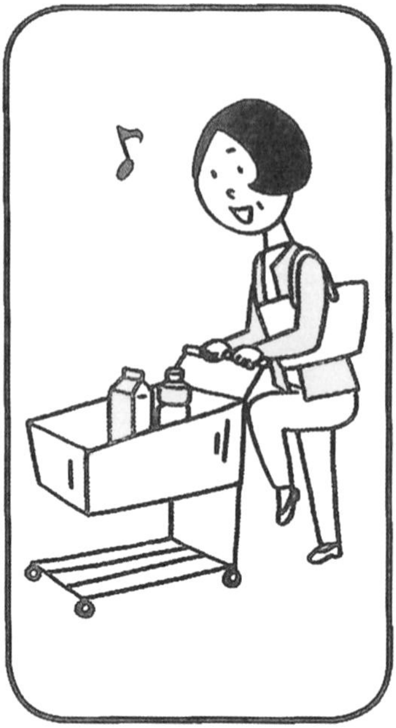

習慣4

不要用看不見腳背的姿勢站立

各位，請試著張開雙腳與肩同寬，自然地站著。

然後以這個姿勢低頭。你看得見自己的腳背（腳踝前方）嗎？

看得到代表姿勢沒問題，從今以後都要刻意維持這個姿勢。

有問題的是看不見的人。看不見腳背意味著你站立時膝蓋會彎曲。膝蓋彎曲的狀態下無論是站著或是坐著都會造成腰部負擔，情況惡化的話還可能會引發O型腿或退化性關節炎。

此外，也有人因為太過在意駝背，刻意讓自己挺直站立，結果腹部（骨盆）往前突出，站立時仍看不到腳背。

無論理由為何，**看不見腳背的站法是「對腰部跟膝蓋不好的姿勢」**。必須改正這種站姿，而且改變的方法也很簡單。

像是用第111頁介紹的方法，**只需伸直膝蓋，讓往前凸的腹部（骨盆）往後收，就能改**

成看得到腳背的姿勢了。**體型偏肥胖、腹部脂肪較多的人就改成看腳尖**。即使感覺自己往前傾也沒問題，這個姿勢非常輕鬆，不會對腰部造成負擔。

腰椎扭轉變形會影響站立習慣

關於站姿有一點要請各位注意。腰椎扭轉變形的類型會影響到我們站立時的習慣。

腰椎往右扭轉變形的人常習慣擺出左腳在前、重心放在右腳上的站姿。而**腰椎往左扭轉變形的人常習慣擺出右腳在前、重心放在左腳上的站姿**。

現在來看看你的站姿屬於哪種吧。

這種站姿在上半身朝正面時會讓腰椎處於扭轉變形的狀態。因此，在走路途中暫時停下來或是站著講話時，別忘了自己有這種習慣，提醒自己要讓雙腳左右平行，體重也平均分散在雙腳上。

如果重心要放在單腳上，則要記得每5分鐘把重心換到另一隻腳上。

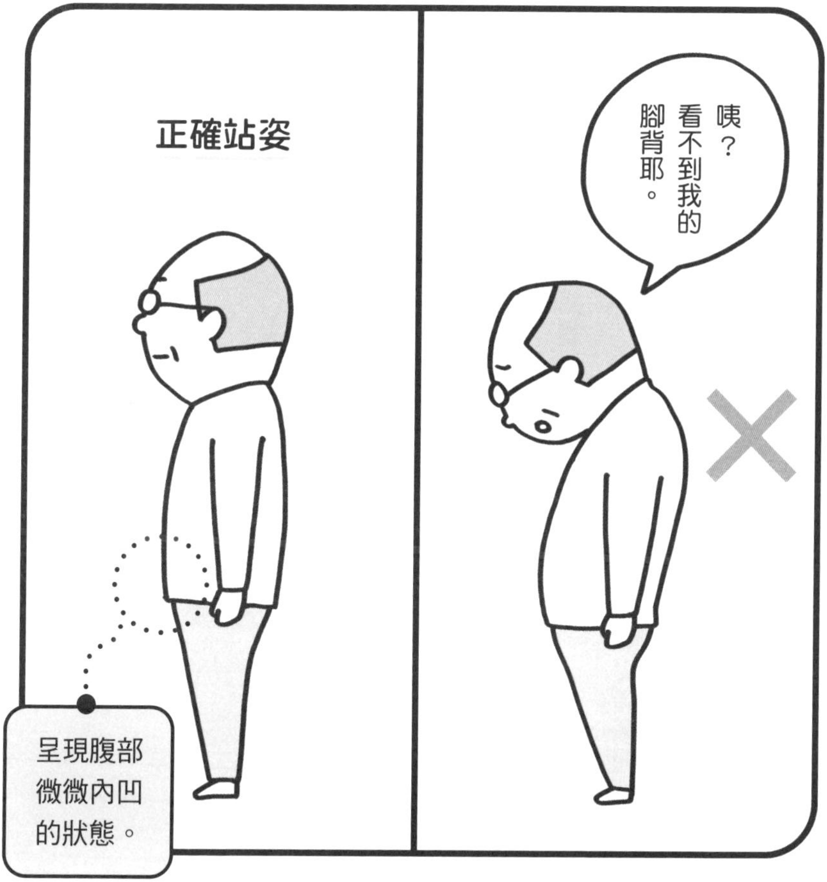
正確站姿
呈現腹部微微內凹的狀態。
咦？看不到我的腳背耶。

ONE POINT！

改正站姿很簡單！
要讓自己看得到腳背

只需伸直膝蓋，讓往前凸的腹部（骨盆）往後收，就能變成看得到腳背的姿勢。即使感覺自己往前傾也沒問題，這個姿勢不會對腰部造成負擔。

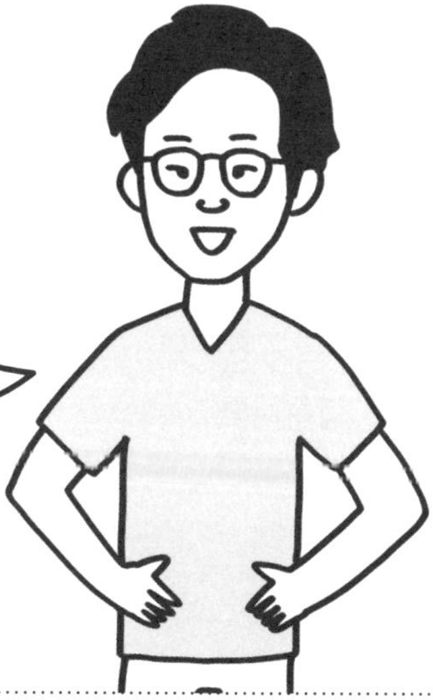

習慣5

走路時不用挺胸、不要側身下樓梯

說完對腰椎不會造成負擔的站姿後，來談談走路的方式吧。

以低頭時能夠看見自己腳背（腳踝前方）的姿勢走路吧。即使感覺身體往前傾倒也沒關係。

然而，對腰椎扭轉的人而言，不只站姿甚至連走路的方式都會養成不好的習慣。

腰椎往右扭轉變形的人，右腳腳尖朝向外側；而往左扭轉變形的人，則是左腳腳尖朝向外側，進而養成O型腿的走路方式。

有上述習慣的人，走路時**要多留意兩邊腳尖漸漸朝外**的情形。

此外，**右旋型的人右腳和左旋型的人左腳都有步伐比較短的傾向**。因此，走路時要有意識地提醒自己，如果是右旋型的人右腳就要多跨出半步；而左旋型的人則換成左腳多跨出半步，讓雙腳左右平行。

還有，雖然與習慣無關，**女性如果是腰椎往右扭轉變形的話，走路時裙子就會容易往右轉動；而如果是往左扭轉變形的話，則會容易往左轉動**。快來邊走路邊確認自己的腰椎是否有扭轉？又是往哪邊扭轉吧。

走路時縮小腹，盡量將**大腿往上抬、以腳掌踩踏地面並揮動雙手的方式前進**。雖然有認為挺胸走路比較好的人在，但對於有酸痛問題的人而言，走路時挺胸反而會拉扯背部造成疼痛，所以就算不挺胸走路也沒關係。

將身體擺正從正面下樓梯

希望大家在下樓梯的時候，注意不要斜著身體。

很容易從年長者身上看到，像115頁側著身緩慢斜走下樓梯的姿勢。

腰椎往右扭轉變形的話，右半身容易側身走；而往左扭轉變形的話，則是左半身容易側身走。但用如此的下樓梯方式，會因為大腿的肌肉衰退，進而用到膝蓋的韌帶來支撐重量。

除此之外，恐怕還會讓腰椎的扭轉惡化。所以盡可能的，**將身體擺正、筆直地下樓梯**。

為此，推薦大家好好施行第2章所介紹的伸展操和肌肉訓練。

交替使用後背包與側背包

此小節來談談拿包包的方式吧。一般建議使用後背包比較好。因為，後背包能夠平均分攤物品在肩上的重量。

使用側背包時，我們習慣會將包包一直掛在比較舒適的肩上。在沒注意到的情況下，**持續將包包掛在同邊的肩上，會導致肩膀隆起，造成姿勢不良**。因此，**請有意識地將掛著包包的肩膀放鬆，並且經常替換使用包包的類型**。

手提的包包也是要偶爾換手拿。以日常去超市買東西為例，雖然運用購物車很好，但建議也可以使用塑膠袋或購物袋等，拿的時候可以分成2袋，藉此分散物品的重量。如此一來，比起將重量全部都壓在同一個點上，對腰的負擔也能夠減少。

側身慢慢斜走下樓梯

腰椎往左旋時
左半身容易
側身往前走。

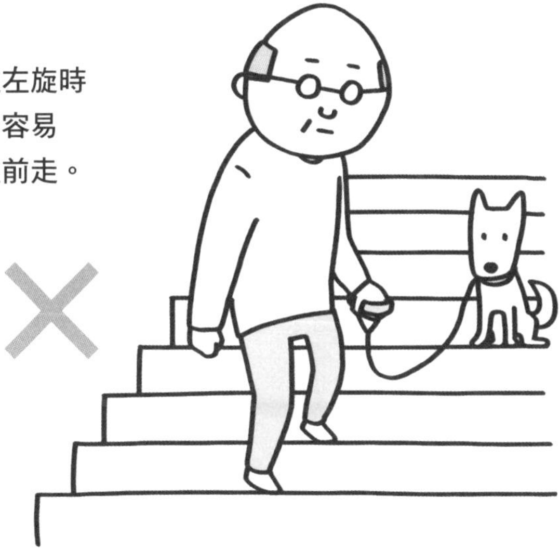

腰椎往右旋時
右半身容易
側身往前走。

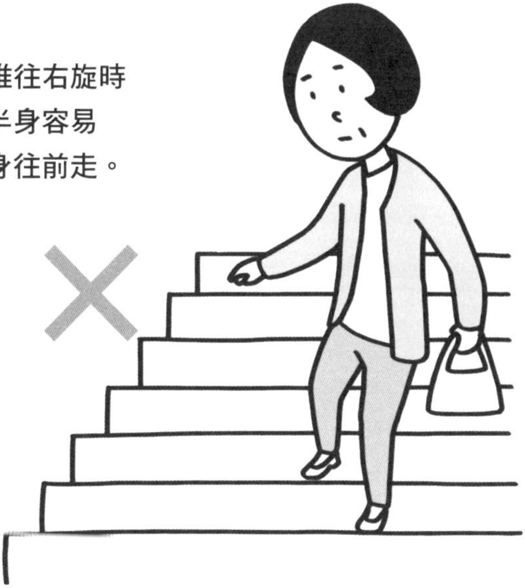

習慣6

不要用試躺時的舒適度來選枕頭

首先是睡姿，**最不會造成腰部負擔的就是仰躺。仰躺著睡覺，再往左右翻身的睡姿是最不會對腰部造成負擔的姿勢**。覺得仰躺很難受的人可以在膝蓋下方墊個枕頭，讓膝蓋自然彎曲後再仰躺。

提到寢具，最常聽到的問題就是枕頭的高度。

大家都是用什麼標準來選擇枕頭呢？

喜歡比較高的枕頭、比較低的枕頭、或是睡起來比較舒服的等等，選枕頭的標準應該是因人而異。

在寢具專賣店或百貨公司等寢具賣場裡，也有可以實際在床上試躺枕頭再選購的地方。這時候的你是不是用躺下那瞬間的舒適度來選枕頭呢？

如果你是以這種標準來挑的話，那可能就選錯枕頭了。

自製枕頭不需要剪刀針線就能完成！

就算仰躺在枕頭上不動的情況下感覺枕頭高度很適合自己，但是一般來說我們在睡覺時一定會翻身，不可能用同樣姿勢睡到天亮。

因此，枕頭得挑選能讓我們在睡覺時順利翻身的高度。既然能在賣場實際試躺，那就躺在枕頭上翻身試試，一定能分辨出好翻身與不好翻身的枕頭。

但如果賣場不提供試躺服務，或是很難找到適合自己的枕頭的話又該怎麼辦才好呢？

這種時候只要**自製枕頭就好**。一聽到自製枕頭，是否讓你覺得不但要準備布料，還要剪裁再縫線，感覺很麻煩呢？

然而自製枕頭不需要剪刀，也不需要針線。只要準備百元商店裡賣的玄關地墊還有浴巾，就能像第118頁一樣簡單自製。

只用浴巾的話躺起來太軟了，所以需要玄關地墊當作基底（枕心）。接著用浴巾折法或玄關地墊厚度來調整高度的話，就能完成讓人好翻身的自製枕頭。

自製枕頭教學

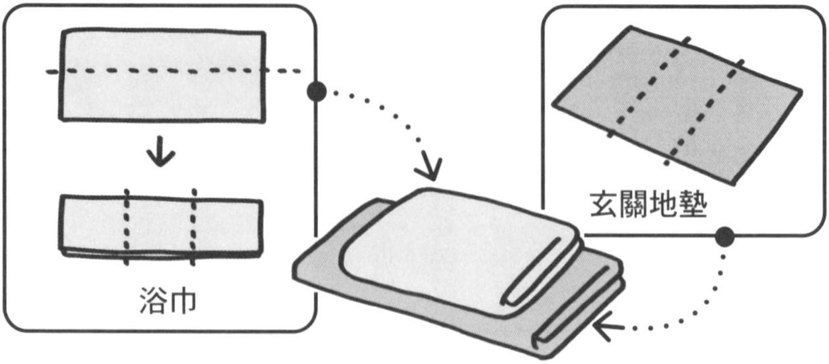

將浴巾（短邊對折後長邊折3折）放在同樣
折成3折的玄關地墊（45X70cm左右）上

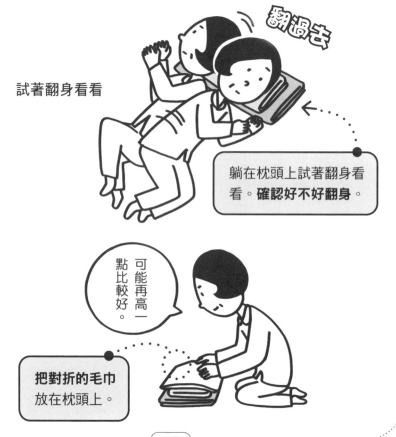

試著翻身看看

躺在枕頭上試著翻身看看。**確認好不好翻身**。

把對折的毛巾放在枕頭上。

習慣7

不要戴著市售的輔助腰帶睡覺

支撐腰椎的輔助腰帶在藥妝店等地方都有販售。種類也相當多樣，從較寬的固定型寬腰帶到像皮帶般較細的腰帶應有盡有。雖說要照自己的症狀選擇適合的腰帶種類比較好，不過也不用特地買市售商品，自己也能用居家常見的材料製作。

像第121頁那樣**把毛巾捲在皮帶上再用橡皮筋固定就好**。無論是坐著還是睡覺時，腰部綁上這條腰帶就能舒緩腰痛。因此，我將這條腰帶命名為「擊退腰痛腰帶」。

坐著的時候要將擊退腰痛腰帶綁在肚臍上方約1個拳頭高的地方（伸展腰部最先彎曲的部位），接著坐在離椅背約1個拳頭遠的地方。也可以在施行習慣2（第105頁）介紹的坐法時把腰帶繫在腰上。

用簡單製作的擊退腰痛腰帶一覺好眠

這條腰帶在睡眠期間最能發揮功效。要是我們繫著市售的輔助固定帶或輔助腰帶睡覺的話會讓血液循環變差。或是改成把毛巾綁在腰上（肚臍正上方）睡覺的話，當我們翻身側著睡覺時，可能又會覺得毛巾礙事而睡不著。

擊退腰痛腰帶的位置在床與腰之間的縫隙，所以不會妨礙我們睡眠，也因為符合人體工學，翻起身來毫無阻礙。

用浴巾枕搭配擊退腰痛腰帶睡覺的話，早上起床時為腰痛所苦的情況應該會大幅減少。只不過要特別留意，此腰帶雖然會舒緩腰痛，但是無法矯正腰椎扭轉變形。

睡覺時改用習慣6（第116頁）介紹的枕頭還有這條擊退腰痛腰帶，再早晚進行第1、2章所介紹的伸展操，並注意平常生活習慣的話，等同於幾乎24小時都在施行腰痛對策。不僅是狹窄症患者，任何受腰痛之苦的人應該都能逐漸改善。

睡覺時的疼痛消失了！擊退腰痛腰帶的使用法

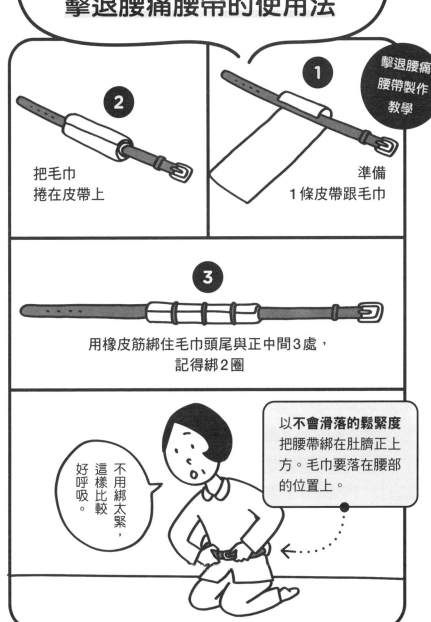

擊退腰痛腰帶製作教學

1

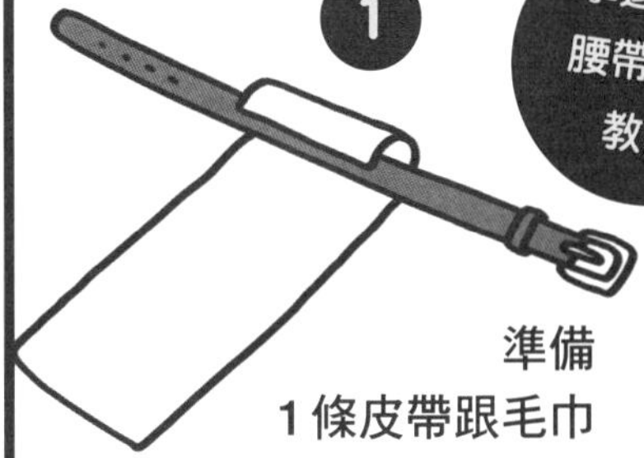

準備
1條皮帶跟毛巾

2

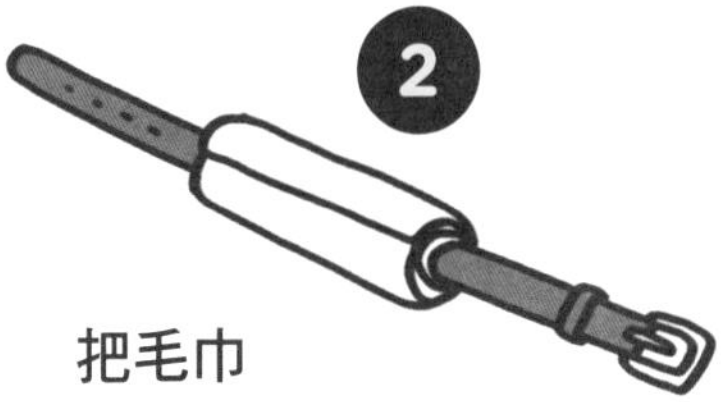

把毛巾
捲在皮帶上

3

用橡皮筋綁住毛巾頭尾與正中間3處，
記得綁2圈

以不會滑落的鬆緊度把腰帶綁在肚臍正上方。毛巾要落在腰部的位置上。

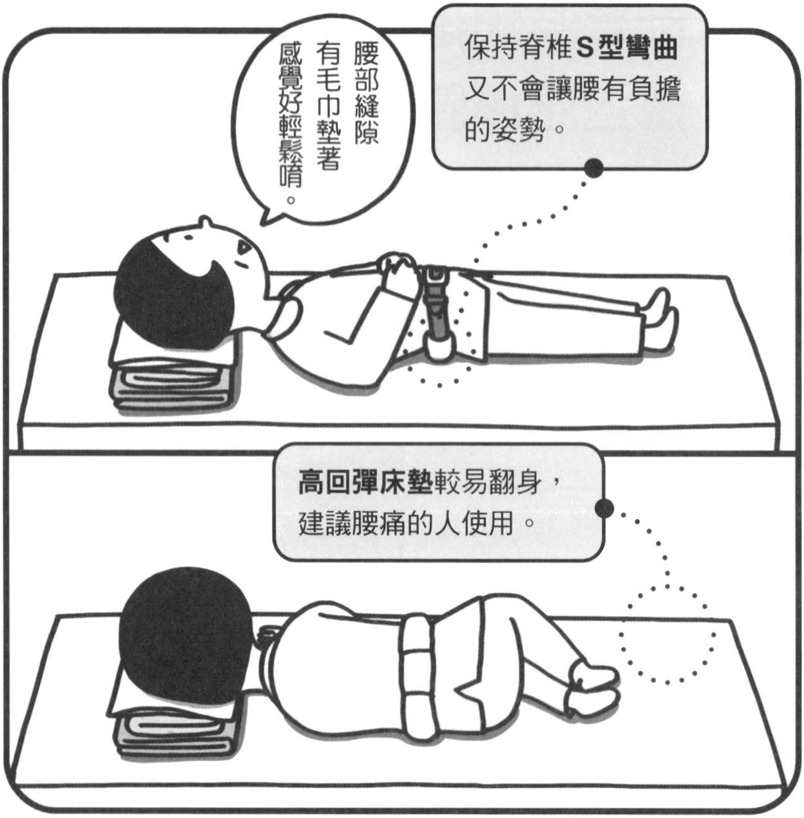
腰部縫隙有毛巾墊著感覺好輕鬆唷。
保持脊椎**S型彎曲**又不會讓腰有負擔的姿勢。
高回彈床墊較易翻身，建議腰痛的人使用。

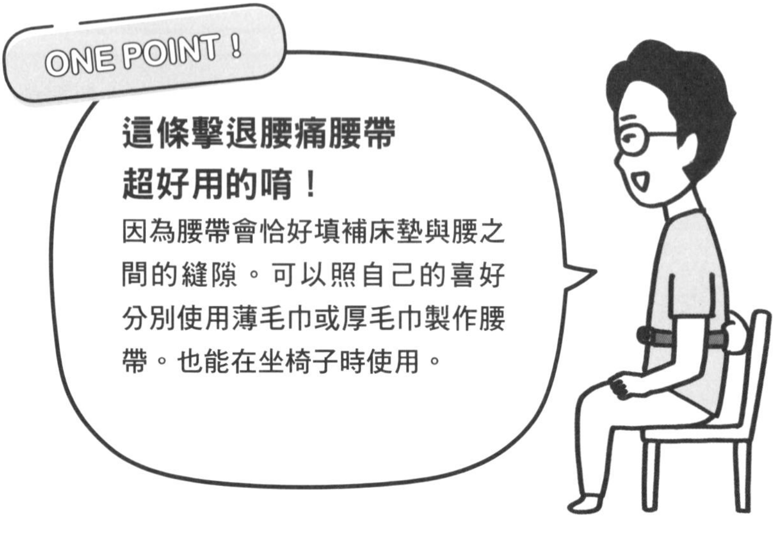
ONE POINT！
這條擊退腰痛腰帶超好用的唷！
因為腰帶會恰好填補床墊與腰之間的縫隙。可以照自己的喜好分別使用薄毛巾或厚毛巾製作腰帶。也能在坐椅子時使用。

習慣8

不要靠在家躺平來消除坐辦公桌的疲勞

無論是坐辦公桌還是身體勞動，在每天辛勤工作後總算等到休假日到來。

這時候，大家都是怎麼度過休假日的呢？

「一整天在家混」、「打高爾夫球轉換心情」、「去逛街購物」、「到健身房盡情活動筋骨」等等，行程應該各式各樣。

可是，有些人的放假方式不但無法消除疲勞，有時反倒會適得其反。

休假時的放假方式應該要視自己的工作內容來決定。

疲勞分成腦部疲勞和身體疲勞兩種

並不是每個人都適合放假在家混或是去運動轉換心情。

假如是平常坐辦公桌工作的人，放假要怎麼做才能消除工作疲勞呢？

「為了讓大腦休息所以睡上一整天」

這是個錯誤答案。

週一到週五在公司工作後，週末放假時什麼都不做，只待在家裡躺平的人應該不少見。可是六日兩天明明都待在家沒做什麼事躺平休息而已，到了週一卻感覺還是沒什麼精神——大家應該都有過這種經驗吧？

坐辦公桌工作時的工作疲勞不在身體，是腦部疲勞。再加上一直維持同個姿勢工作，讓肌肉僵硬而感到疲勞。因此，**若要消除疲勞，必須促進血液循環，舒緩筋肉僵硬**。整天躺平不做事不能舒緩肌肉僵硬，也無法促進血液循環，更別說提神醒腦了，所以就算到了週一還是覺得很疲憊。

坐辦公桌工作時的疲勞只要適度運動就能消除。請試試第2章介紹的「輕鬆伸展操&肌力訓練」。

消除肌肉疲勞要靠靜養，泡澡能有效消除腦部或身體疲勞

相反地，身體勞動帶來的疲勞，主要是因為肌肉裡累積許多疲勞物質（乳酸）。所以需要讓肌肉靜養。

放假時不要做太激烈的運動，躺著休息比較能消除疲勞。

請各位要像這樣根據自己疲勞的性質，看是屬於腦部疲勞還是身體疲勞來決定自己的放假方式。

無論怎麼休息都感覺很疲憊的話，就試著改變自己的放假方式吧。

泡澡對於消除身體勞動還是坐辦公桌時的工作疲勞都非常有效。

有人比較喜歡泡偏高溫的洗澡水，不過想消除疲勞的話就慢慢泡溫水澡吧。在**攝氏40度以下的水溫中浸泡半身浴超過10分鐘**，這種泡法也不會讓心臟負擔過重。

泡溫水澡可以調節自律神經，安定處於興奮狀態的大腦，舒緩肌肉緊繃。讓全身放鬆，提振精神。

結語

椎管狹窄症是種會慢慢惡化的疾病，不會某天突然變得寸步難行。所以我們可以透過不讓逐漸浮現的症狀嚴重惡化來舒緩疼痛。

阻止症狀惡化的方法就是本書介紹的伸展操或肌力訓練。

世上有很多書或影片都在介紹能改善椎管狹窄症或腰痛的伸展操或體操，可是不是所有伸展操都能改善每一位讀者的病情。伸展操如果不適合自己的狀況，即使做再多次也無法讓病症好轉。

同樣**都是椎管狹窄症，也會有腰椎扭轉變形方向往左還是往右的不同**。再加上**椎管腔變窄的原因又分成椎間盤、黃韌帶肥厚或腰椎滑脫症**——每個人的狀況都不盡相同。不適合自己狀況的伸展操不但無法讓病情好轉，有時甚至會造成反效果。簡單來說**為了**

改善病症，需要根據患者疾病狀況施行不同類型的伸展操。

因此，本書是從查明自己的病症是屬於哪種類型開始解說，接著再各自介紹每種類型的伸展操。藉此可以**了解到真正適合自己的改善方法，也不用擔心病情會惡化。**

椎管狹窄症或腰椎滑脫症的患者**假使經由手術矯正，也常會在半年過後復發。**為了預防病情復發，希望大家能好好進行伸展操。

瀏覽過本院官網的患者常告訴我，即使想來敝院治療也會因為路途遙遠很難回診而作罷。為了幫助有此煩惱的患者，我將相關影片上傳到You Tube上。而為了傳達居家保健的方法給更多人知道，我才撰寫並出版本書。

進行本書裡介紹的伸展操也不見成效的人，可能是因為腰椎扭轉變形的情況太過嚴重，讓肌肉嚴重僵硬或定型。這種情況只要來本院，應該就能獲得改善，歡迎隨時聯繫洽詢。

為了能在人生百年的時光中，**不為腰痛或痠麻所苦，健康地度過的每一天**！相信本書中介紹的伸展操及預防方法一定能派上用場。

白井天道

西住之江整復院院長

◎YouTube影片播放次數超過700萬次的超人氣整復師、針灸師。從自身經驗（閃到腰引起的坐骨神經痛）開始專精於鑽研腰痛、腳麻相關治療領域。包含「椎管狹窄症」、「椎間盤突出」、「腰椎滑脫症」等病症在內，多年來面對約共9萬5千人的腰椎疾病後，歸納出發病原因為「腰椎扭轉變形」的結論。矯正扭轉後約9成的腰痛會消失，光靠僅7分鐘的治療即能大幅改善症狀。

◎口耳相傳下，許多腰痛嚴重的患者前來整復院調理，並於2015年10月在專門評價整復院、沙龍的評價網站「Health-More」中，打敗日本全國16萬間院所，獲得評價全國第一的殊榮。活用父子兩代累積的35年臨床經驗，開發出「白井療法」。由於在首次療程就立即見效，舒緩疼痛與痠麻，以及高超的治療技巧，能有效治療連使用藥物或打針都無法治好的疼痛與痠麻，讓這間超人氣整復院收到超過800筆分享好消息的網路評價與親筆自述體驗。

◎於19歲到21歲期間在關西醫療學園專門學校考取針灸師國家證照。自19歲到23歲的4年期間在針灸接骨所工作，其中有3年會在週末去拜師學習經絡指壓。接著20歲前往中國上海，在當地醫學大學研習課程中學習正統針灸。

STAFF

執筆協力　小川美千子
設計　あんバターオフィス
插畫　伊藤美樹
人體圖　るうている

NENAGARA 1PUN！
SEKICHUKANKYOSAKUSHO WO JIBUN DE NAOSU HON

Originally published in Japan by SB Creative Corp., Tokyo.
Chinese (in traditional character only) translation rights arranged with SB Creative Corp. through CREEK & RIVER Co., Ltd.

只要躺1分鐘！
靠自己改善椎管狹窄症

出　　版／楓葉社文化事業有限公司
地　　址／新北市板橋區信義路163巷3號10樓
郵政劃撥／19907596　楓書坊文化出版社
網　　址／www.maplebook.com.tw
電　　話／02-2957-6096
傳　　真／02-2957-6435
作　　者／白井天道
翻　　譯／高宜汝
責任編輯／吳婕妤
內文排版／謝政龍
港澳經銷／泛華發行代理有限公司
定　　價／350元
初版日期／2023年12月

國家圖書館出版品預行編目資料

只要躺1分鐘!靠自己改善椎管狹窄症 / 白井天道作；高宜汝譯. -- 初版. -- 新北市：楓葉社文化事業有限公司, 2023.12　面；　公分

ISBN 978-986-370-632-8（平裝）

1. 腰　2. 脊椎病　3. 健康法

416.616　　112018120